Nichtraucher in 4 Tagen

Arnold H. Lanz

Nichtraucher in 4 Tagen

Nie mehr rauchen! So schaffen Sie den Ausstieg

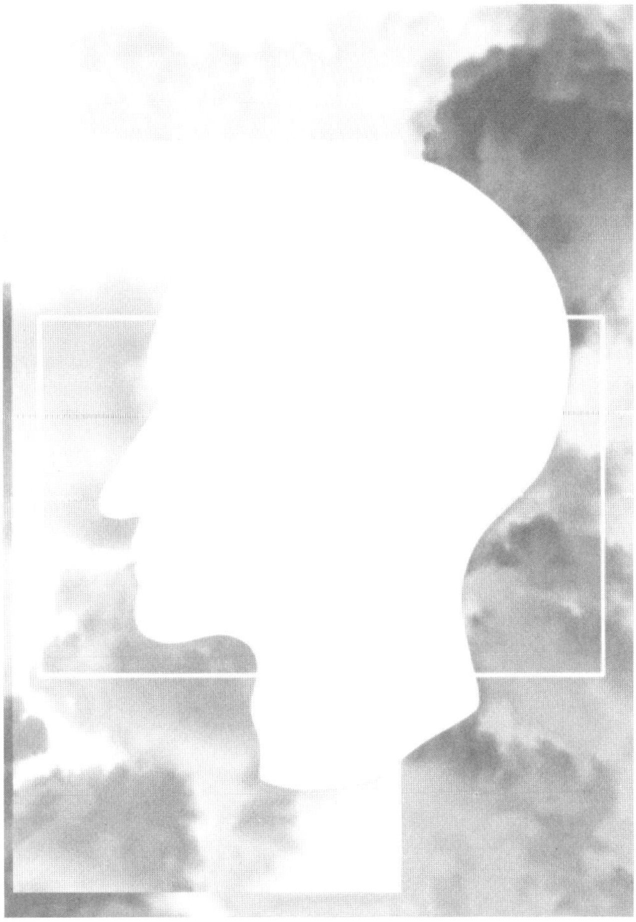

Bechtermünz Verlag

Genehmigte Lizenzausgabe für
Weltbild Verlag GmbH, Augsburg 2000

Konzeption und Koordination: SmartBooks Publishing AG
Layout und Gestaltung: Peter Wolf
Illustration Cleany: Carol Pfenninger
Umschlagillustration: Hiltrud Geiger
Gesamtherstellung: Offizin Andersen Nexö
Printed in Germany
ISBN 3-8289-1835-2

Übersicht

Inhaltsverzeichnis

Kapitel 5 – Der dritte Vorbereitungstag 92

Kapitel 6 – Der vierte Vorbereitungstag 106

Kapitel 7 – Die Zeit der Freiheit 124

Kapitel 8 – Geniessen Sie Ihr Leben! 144

Anhänge 148

Index 159

An meine Leserinnen

In diesem Manuskript verwende ich aus Rücksicht auf gute Lesbarkeit die maskuline Form. Bitte sehen Sie dies nicht als Geringschätzung Ihrer Person oder des weiblichen Geschlechts an. Ich möchte unter der Bezeichnung Leser, Raucher usw. immer auch die Raucherin, Leserin usw. verstanden wissen. Herzlichen Dank für Ihr Verständnis.

Widmung

Ich widme dieses Buch all jenen Menschen, die Mittel und Wege suchen, mit Ihrer Gewohnheit zu rauchen endgültig zu brechen. Ich schrieb das Buch, weil ich auf diesem Weg erheblich mehr Menschen erreichen kann, als ich es durch Seminare, Beratung und Betreuung kann.

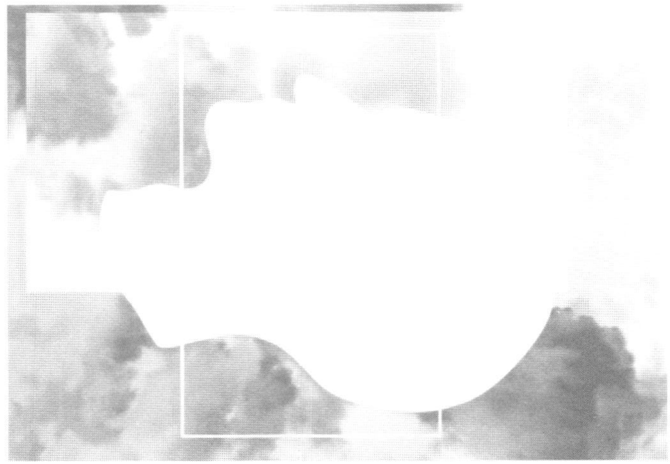

Vorwort

Vorwort

Raucher sind Opfer. Die allermeisten Raucher haben mehrmals in ihrem Leben versucht, das Rauchen aufzugeben, haben es aber nicht geschafft. Die Angewohnheit zu rauchen ist so perfide und hinterhältig, dass die meisten Menschen jemanden brauchen, der ihnen den Weg heraus aus der Sucht zeigt.

Werden die wirklichen Zusammenhänge erst einmal erkannt, ist es mit einer durchdachten und erprobten Methode ganz leicht, das Rauchen aufzugeben.

Deshalb umreisse ich im ersten Kapitel des Buches das Umfeld des Rauchers. Dabei versuche ich, mich so knapp und kurz wie möglich zu fassen, denn es geht mir nicht darum, Sie tiefer und tiefer in Ihre Abhängigkeit hineinzuführen oder (zusätzliche) Schuldgefühle zu wecken.

Das Schwergewicht des Buches liegt vielmehr auf der Beschreibung der in Beratungen und Seminaren erprobten Methode der Raucherentwöhnung, die ich ab dem zweiten Kapitel vorstelle.

Meine Methode ist einfach, ausgewogen und unproblematisch in der Anwendung. Sie können damit jederzeit loslegen. Sie ist nicht nur natürlich, sondern eine Wohltat für den Organismus, denn er kann die suchtbildenden Giftstoffe loswerden. Durch ihre Natürlichkeit und durch die Tatsache, dass sie ganzheitlich ist und wirkt, ist sie auch äusserst erfolgreich, denn sie spricht jeden Menschen umfassend an.

Raucher sind Opfer. Sie werden nach allen Regeln der Kunst gegängelt und ausgenommen. Darüber ärgere ich mich immer wieder. Es ist deshalb höchste Zeit, der Wahrheit Licht zu verschaffen. Denn eines ist unverrückbar: Nichtraucher zu werden ist simpel. Ich zeige Ihnen, wie.

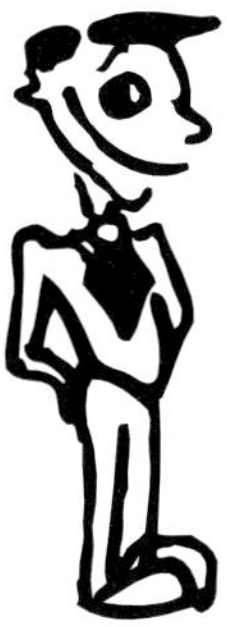

Gestatten Sie, ich bin Cleany, der siegreiche Strahlemann. Nein, ich war nicht immer auf der Sonnenseite des Lebens, obwohl ich dachte, ich wäre es. Aber in Wahrheit sass ich tief drinnen in der Tinte. Ich hatte ein Rasseln auf der Lunge, fühlte mich ständig müde, mürrisch und lebensüberdrüssig. Ich konnte keine einzige Stunde ohne Zigaretten leben. Ich glaubte, die Zigaretten gäben mir Halt und Freude. Wenn sie mir mal ausgingen, hatte ich panische Angst. Ich habe mir mehrmals meine Pfoten an Zigaretten verbrannt, weil ich mir eine ansteckte und sie zum Mund führte, obwohl dort bereits eine brannte.

Ich habe verschiedentlich versucht, mir das Rauchen abzugewöhnen. Aber ich habe es nie geschafft. Tief in meinem Innersten war ich unruhig, unglücklich und besorgt. Gegen aussen zeigte ich das natürlich keineswegs. Da gab ich mich als Held.

Die hier vorgestellte Methode ist gut…

Sie ist sogar so gut, dass ich mich entschloss, meine eigenen Erfahrungen mit einzuflechten.

Der Autor behauptet zwar, dank seiner Empfehlungen würden Sie es schaffen. Glauben Sie mir, Sie werden es schaffen, weil ich als Praktiker meinen Senf dazu gebe. Das garantiere ich Ihnen als siegreicher Strahlemann.

Wenn ich es geschafft habe, dann schaffen Sie es erst recht

Um es gleich zu Beginn zu sagen: Ich bin Nichtraucher aus Überzeugung. Ich war es aber nicht immer. Ich habe das Rauchen in der Jugend fleissig eingeübt wie wohl jeder Junge, der etwas auf sich hielt. Von der ersten Zigarette wurde mir, wie allen anderen Beginnern auch, übel. Das allein hätte mich nicht abgehalten, denn der Drang, dazuzugehören und erwachsen zu scheinen, war damals weit grösser als der Husten und der Brechreiz. Dass ich nicht jahrelang rauchte, verdanke ich einem Arbeitskollegen, der für mich ein Vorbild war. Er war nicht nur ein wirklicher Könner in seinem Fach, sondern auch geduldig und hilfsbereit. Ich fühlte mich bei ihm wohl. Ich wurde, obwohl sehr jung, für voll genommen, und er verstand es, mich zu motivieren. Als er mich beim Rauchen erwischte, nahm er mir die Zigaretten weg und setzte mir die Folgen des Rauchens ausführlich auseinander. Als er mich am nächsten Tag später wieder erwischte, hat er mir die Zigaretten erneut weggenommen, sie wütend zerstampft und mich danach windelweich geprügelt – und dabei heftig geweint.

Einen so grossen, starken und erfahrenen Mann hilflos weinen zu sehen, hat mich im wahrsten Sinn des Wortes umgehauen. Ich begriff, dass er mich mochte, und dass er sich ehrlich Sorgen um meine Gesundheit machte. Ich ging heim und warf auch Pfeife und Tabak, die ich wie Statussymbole pflegte, weg und habe von diesem Tag an nie mehr geraucht.

Vielleicht denken Sie jetzt, dass ich es leicht hatte, vom Rauchen wegzukommen, da ich ja nicht so tief im Sumpf steckte. Mein Nikotinspiegel war vermutlich nicht so hoch wie der eines jahrelang gewohnheitsmässigen Kettenrauchers – trotzdem ist es eine Tatsache, dass bereits eine einzige Zigarette ausreichen kann, die Abhängigkeit zu begründen.

Dass ich mich entschloss, dieses Buch zu schreiben, hat aber noch einen anderen Grund. Ich habe nämlich eine andere Sucht überwunden, die mindestens so schwer und hartnäckig ist wie die Gewohnheit, zu rauchen. Ich habe mich selbst von einer sogenannt unheilbaren Krankheit geheilt. Zwischen dieser Krankheit und dem Rauchen bestehen Verbindungen, insbesondere die Tatsache, dass mein Organismus durch die fortgesetzte Einnahme von Medikamenten genauso belastet war wie der eines Rauchers. Mein Organismus gierte nach immer noch einem Schub Medikament. Dass diese Sucht an Schmerzen gekoppelt war, machte die Sache erst richtig kompliziert und undurchsichtig. Ich habe während Jahrzehnten verzweifelt versucht, von meinem Leiden loszukommen. Ich habe dafür meinen Beruf aufgegeben.

Ich habe mich eingehend mit Anatomie, Psychologie und Theologie auseinandergesetzt. Ich habe mich zum Naturarzt ausgebildet. Ich habe mein Leben mehrmals völlig umgekrempelt, die Ernährung umgestellt und verschiedenste Sportarten versucht. Ich habe Hunderte, wenn nicht Tausende von Behandlungen, Geräten, Kuren, Techniken und Methoden über mich ergehen lassen oder aktiv ausprobiert. Ich habe mich kasteit und Exerzitien befolgt. Ich bin Glaubensorden beigetreten, habe spirituelle Methoden befolgt und mich intensiv in Esoterik vertieft. Ich habe verzweifelt gesucht, geforscht und experimentiert. In all dieser Zeit hatte ich auch immer und immer wieder Phasen, in denen ich völlig niedergeschlagen und ratlos war. Solche depressiven Anwandlungen kamen so regelmässig wie das Amen in der Kirche, und zwar immer dann, wenn ich erkannte, dass die neue, ach so hochgelobte Methode, die ich gerade eifrig ausprobierte, wiederum nichts brachte – ausser eben Frust, Hoffnungslosigkeit und tiefer Verzweiflung. Ich lag im Bett, von unsagbar heftigen Schmerzen gepeinigt, und wollte nur noch sterben. Ich habe mir mehrmals ernsthaft überlegt, mir das Leben zu nehmen.

Meine Sucht hat meine erste Ehe zerstört und mich innerlich so zermürbt und zerrüttet, dass ich tief psychisch krank war und begann, mich in meinem Wesen zu verändern. Ich war auf dem besten Weg, mich völlig aufzugeben und definitiv in abgrundtiefe Depression zu versinken.

Aus all dem habe ich mich Schritt um Schritt in jahrelanger Mühe herausgearbeitet. Ich habe in anstrengender Kleinarbeit, mit Hartnäckigkeit und Zähheit eine Wahrheit um die andere erkämpft und erlitten – und den endgültigen Durchbruch doch nicht geschafft. Dabei lag er all die Zeit zum Greifen nahe vor mir. Als ich diesen einen Punkt schliesslich erkannte, befreite ich mich von meiner Sucht von einer Minute auf die andere, quasi mit einem Fingerschnippen. Rückblickend staune ich immer wieder, wie vernagelt und verbohrt ich jahrzehntelang in meinem Jammertal litt, unfähig, die Zusammenhänge richtig zu durchschauen. Die Erlösung selbst erlebte ich als spielerisch einfach und völlig natürlich. Ich legte meine alte Gewohnheit genau so einfach ab, wie ich abends die den ganzen Tag getragene, schmutzige Wäsche ausziehe.

So erstaunlich das klingen mag, ich hatte keinerlei Entzugserscheinungen und erst recht keine Sehnsucht nach meiner alten, abgetragenen, schmutzigen Gewohnheit. Ich wurde nie rückfällig. Das ist wirklich sehr erstaunlich, denn meine Medikamente haben, medizinisch gesehen, ein weit höheres Suchtpotential als Nikotin.

Wenn ich mich von meiner grässlichen, selbstzerstörerischen Sucht befreien konnte, dann können Sie das Rauchen erst recht loswerden. Garantiert.

1 Rauchen

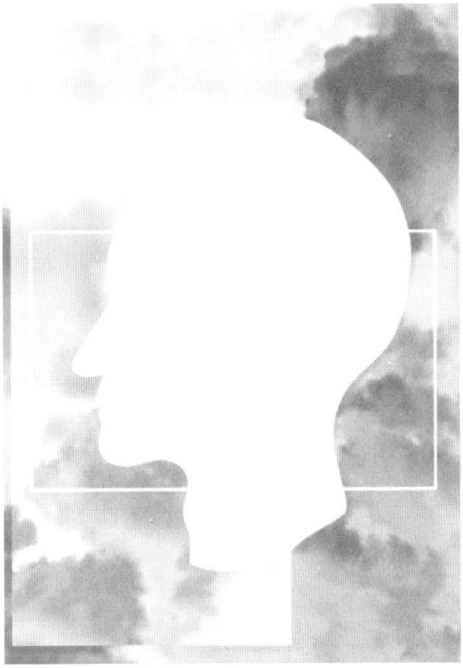

1. Rauchen

1.1 Rauchen ist giftig

Nikotin, Arsen, Formaldehyd und Blausäure sind nur ein kleiner Auszug aus den beinahe 2000 chemischen Substanzen, die beim Rauchen entstehen. Was der Raucher mit jedem Atemzug einatmet, ist ein hochgiftiger Cocktail chemischer Substanzen, die den Organismus nachhaltig schädigen. Und zwar vom ersten Nikotinatemzug an. Gleichzeitig ist jede Zigarette auch eine Bedrohung für die Umwelt, denn viele Millionen Kippen landen täglich im Strassengraben oder im Abwasser und verschmutzen damit unser Wasser und verseuchen die Umwelt. Das Rauchen hat viel zur allgemeinen Vergiftung unserer Umwelt beigetragen.

Es gibt viele Menschen, die ärgern sich über Hundekot auf dem Gehsteig oder in Grünanlagen. In der Schweiz wurde deshalb vor Jahren eine Kot-Aufnahmepflicht für Hundehalter eingeführt. Recht so, werden Sie denken, denn Hundekot ist wirklich ein Ärgernis. Trotzdem ist da ein Punkt: Hundekot ist natürlich und biologisch abbaubar. Zigarettenkippen aber sind giftig und verrotten nur sehr, sehr langsam. Warum bloss ekeln wir uns vor Zigarettenkippen weniger als vor Hundekot? Etwa, weil sie in so schönen, glänzenden, farbigen Verpackungen daherkommen?

Wie giftig Nikotin wirklich ist, geht aus der Tatsache hervor, dass es zur Herstellung von Insektenvertilgungsmitteln eingesetzt wird bzw. wurde.

Es ist nicht so, dass offizielle Stellen dem Tabakmissbrauch tatenlos zusehen. Es gibt Aufklärungskampagnen und Werbeverbote. Aber viele dieser Massnahmen verpuffen wirkungslos. Ein Grund dafür ist die Halbherzigkeit. Warum sind Zigaretten, Zigarren und Tabak nicht längst verboten, wenn sie doch giftig sind? Die Antwort ist einfach: Die öffentliche Hand verdient – in Form von Steuern – Geld daran. Und zwar horrende Summen. Die Wahrheit muss wohl so gesehen werden: Die Politik mag die Steuereinnahmen nicht verlieren. Dafür werden selbst grosse Gesundheitsschäden der Raucher in Kauf genommen. Über die kontinuierlich steigenden Krankenkassenprämien wird zwar viel gesprochen, aber letztlich wenig Substantielles dagegen getan. Man würde sich ja sonst ins eigene Fleisch schneiden. Diese ganze Problematik gehört zur Halbherzigkeit der Politik.

Wie giftig die Droge Nikotin wirklich ist, geht aus Todesfallstatistiken hervor. An Nikotin sterben in der Schweiz jährlich rund 10 500 Personen. Diese offizielle Zahl ist zu erhöhen um all jene Todesfälle, in denen Nikotin nicht die Hauptrolle, sehr wohl aber eine wesentliche Nebenrolle spielt. So etwa Bluthochdruck, Arteriosklerose, Thrombosen, Angina, Bronchitis usw. Vergleichen wir Nikotin für einen Augenblick mit Drogen. Gegen Drogen wird mit enormem Aufwand, mit riesiger Publizität und einem Heer von Polizisten und Spezialisten vorgegangen. An Drogen starben im Jahr 1997 in der Schweiz 241 Menschen. Das ist an sich natürlich tragisch, nimmt sich aber im Vergleich zur Seuche Nikotin nachgerade lächerlich aus. Angesichts solcher Zahlen fragt man sich kopfschüttelnd, weshalb Nikotin legalisiert bleibt.

Die Tragik mit dem Nikotin geht aber noch weiter. Jeder Raucher vergiftet nicht nur sich selbst, sondern auch alle jene, die in den «Genuss» seines Qualms kommen. Ob Aktiv- oder Passivraucher: Rauch enthält eine ganze Reihe giftiger Substanzen, die mit dem freiwilligen oder aufgezwungenen Einatmen aufgenommen werden. Und zwar mit jedem einzelnen Atemzug.

Wie unnatürlich diese Substanzen sind, ist bei Nichtrauchern und Kindern festzustellen. Eingenebelt in den Qualm eines Rauchers, müssen sie unweigerlich husten. Husten ist eine natürliche Abwehrreaktion des Organismus, um unnatürliche Substanzen in der Atemluft umgehend wieder loszuwerden. Wer jetzt glaubt, Raucher wären gegen die Gifteinwirkung immun, täuscht sich.

Beispiel

Als Beispiel mag Ferdinand dienen: Er gehört zum Vorstand einer bekannten Gesellschaft. An Vorstandssitzungen wird üblicherweise geraucht. Dauert die Sitzung längere Zeit, sitzen die Herren in dichten Qualm gehüllt. Nicht selten werden bei diesen Gelegenheiten auch dicke Zigarren gepafft. Nach einer etwas längeren Sitzung fühlte sich Ferdinand derart elend, dass er sich in ärztliche Behandlung begab. Der Arzt stellte eine Nikotinvergiftung fest, lieferte Ferdinand umgehend ins Spital ein und ordnete u. a. Sauerstofftherapie an, um sein Leben zu retten. Ferdinand hat jetzt ein Rauchverbot bei Vorstandssitzungen beantragt.

Obwohl Rauchen giftig ist, den Organismus zerstört und die Umwelt belastet, wird gegen das Rauchen nur sehr halbherzig vorgegangen. Dafür gibt es viele Gründe:

- Die Tabakindustrie bietet Arbeitsplätze.
- Die Tabakindustrie zahlt Steuern.
- Der Raucher ist eine geduldige Melkkuh (Mehrwertsteuer, Tabaksteuer, Gesundheitssteuer...).
- Trotz spezifischer Steuern bleibt nicht alles Geld zweckgebunden. Gesundheitsschäden werden somit von allen Menschen solidarisch mitgetragen. Der Nichtraucher bzw. alle Menschen zahlen letztlich für den Schaden, den das Nikotin anrichtet.

1.2 Rauchen macht krank

Dass rauchen krank macht, ist mittlerweile bestens bekannt. Zwar glauben die meisten Raucher, dass sie gegen die Folgen immun sind und nehmen die Warnungen deshalb nicht zur Kenntnis. Oder sie meinen, die Darstellungen wären übertrieben. Beide Ansichten sind grundfalsch.

Die irrigen Ansichten sind verständlich, weil die meisten Raucher über eine überaus solide und gesunde Konstitution verfügen. Raucher werden oft als willensschwache, leicht kränkelnde Menschen dargestellt. Das ist ein Irrtum. Raucher sind – das zeigen Statistiken – überwiegend führungsgewohnte, durchsetzungsstarke, robuste Menschen. Sie fühlen während Jahren wenig und nichts von den negativen Folgen des Rauchens. Weil dem so ist, fällt es ihnen auch leicht, sich über die Gesundheitswarnungen hinwegzusetzen. Ihre Rossnatur verkraftet so gut wie alles – selbst Nikotingift. Da die Raucher zur gesunden Rasse unter den Menschen gehören, haben sie natürlich auch gesunde Verwandte. So fällt es ihnen leicht, Onkel Peter oder Tante Louise als Beispiel dafür anzuführen, dass rauchen nicht schadet, denn sie wurden 75 oder 80 Jahre alt. Dass gerade solche «Beweise» keinen Pfifferling wert sind, zeigt der «Gegenbeweis»: Wie alt wären Onkel Peter oder Tante Louise wohl geworden, hätten sie nicht geraucht?

Die auf den Packungen aufgedruckte Warnung wirkt wie ein schlechter Witz. Der Raucher denkt nämlich: «Das gilt für alle anderen, aber mir schaden die Zigaretten ganz offensichtlich nicht.» Er fühlt sich damit in seiner Kraft und Gesundheit bestätigt. So hat er den Beweis dafür, dass Zigaretten unschädlich sind. Und somit ist alles Gerede über Gesundheitsschäden reines Gewäsch. Es ist erstunken und erlogen. Nur dazu da, ihm seine Zigaretten zu vermiesen.

Ob der Raucher es aber sofort fühlt oder erst viel später bemerkt: Rauchen verursacht eine ganze Reihe sehr schmerzhafter, langwieriger und äusserst kostspieliger Krankheiten, nämlich:

- Raucherhusten
- Asthma
- Chronische Bronchitis
- Herz-Kreislauf-Erkrankungen (gehemmte Blutzirkulation mit erhöhtem Herzinfarkt- und Hirnschlagrisiko)
- Arteriosklerose
- Emphyseme
- Angina
- Thrombosen
- Raucherbeine
- Speiseröhrenkrebs
- Lungenkrebs
- Magenkrebs
- Zwölffingerdarmkrebs
- Verminderte körperliche Leistungsfähigkeit

Kalifornische Forscher fanden heraus, dass rauchen auch den Rücken schädigt. Raucher liegen wegen Wirbelsäulenversteifung viermal häufiger auf dem Operationstisch als Nichtraucher. Sie leiden zudem öfter unter Ischias und degenerativen Veränderungen der Wirbelsäule.

In Österreich:

- Sterben täglich 26 Menschen an den direkten Folgen des Rauches – demgegenüber «nur» drei bei Verkehrsunfällen.
- Leben Raucher im Schnitt sieben Jahre weniger als Nichtraucher.
- Geht jede dritte tödlich verlaufende Herz-Kreislauf-Erkrankung auf das Konto von Zigaretten.
- Bekommen von 1000 Nichtrauchern lediglich zehn einen Herzinfarkt. Von 1000 Rauchern aber 132.

In der Schweiz:

- Haben neun von zehn Lungenkrebspatienten jahrelang geraucht.
- Ist ein Drittel aller Krebserkrankungen auf das Rauchen zurückzuführen.
- Sind Raucher infektionsanfälliger und häufiger krank als Nichtraucher.
- Sind Babys von Raucherinnen häufiger untergewichtig als Babys von Nichtraucherinnen. Kinder mit tiefem Geburtsgewicht sind öfter krank und können ernsthafte Gesundheitsprobleme haben.
- Kommt der plötzliche Kindstod häufiger vor, wenn die Eltern rauchen.

- Raucher leiden unter einer ganzen Reihe typischer Krankheiten, u. a. unter Asthma, Raucherhusten, Unwohlsein.
- Raucher haben eine wesentlich verkürzte Lebenserwartung.
- Raucher sind im Alltag stark behindert: Sie müssen ständig Zigaretten und Zündhölzer mit sich herumtragen.
- Raucher leiden unter Schuldgefühlen sich selbst und den Nichtrauchern gegenüber.
- Ihre Nerven sind angegriffen.
- Ihr Denkvermögen und ihre Konzentrationsfähigkeit sind herabgesetzt.

1.3 Rauchen ist ein Vitaminkiller

Raucher riskieren eine Unterversorgung von Vitaminen und Mineralien, allen voran Vitamin B1, C und E. Rauchen verursacht u. a. einen höheren Verbrauch von Vitamin C. Zudem wird die Aufnahmefähigkeit des Vitamins verringert. Als Faustregel gilt, dass eine Person, die nicht auf Zigaretten verzichten mag, 40% mehr Vitamin C zu sich nehmen muss als ein Nichtraucher, um den Tagesbedarf abzudecken. Der Körper muss die vielen Schadstoffe eliminieren, die durch den Rauch in den Organismus gelangen. Dabei spielt auch das Vitamin C eine Rolle, insbesondere im Zusammenhang mit dem Schutz der Zellen gegen aggressive Sauerstoffteilchen, sogenannte freie Radikale, die sich unter dem Einfluss des Rauchens vermehrt bilden. Diese Erkenntnis geht auf eine Studie an 2600 Erwachsenen in Nottingham zurück.

Raucher befinden sich in einem Zustand latenter Nervosität. Nährstoff für die Nerven ist das bekannte Vitamin B1. Die Nerven werden nur dann hinreichend ernährt, wenn sie genügende Mengen Blutzucker verbrennen, und dazu muss das Vitamin B1 in genügender Menge verfügbar sein. Diese Erkenntnis basiert auf Studien der Mayo-Klinik.

> Raucher, die dem höheren Vitaminbedarf des Körpers nicht Rechnung tragen und diesen nicht laufend ausgleichen, treiben Raubbau.

1.4 Rauchen zerstört die Psyche

Eines der traurigsten Kapitel des Rauchens ist die systematische Zerstörung der eigenen Persönlichkeit. Dieser Vorgang läuft ebenso langsam ab wie die Zerstörung der Blutgefässe, der Lunge und der Wirbelsäule und wird deshalb über lange Zeit nicht bemerkt. Da es ein kontinuierlicher Prozess ist, gewöhnt man sich laufend an die veränderten Verhältnisse. Es ist vergleichbar mit dem Ergrauen der Haare. In aller Regel werden Haare über einen Zeitraum von Jahren oder Jahrzehnten grau. Man kann im nachhinein nicht mehr feststellen, wann genau man ergraut ist. Da man sich jeden Tag im Spiegel sieht, ist über lange Zeit kein merklicher Unterschied feststellbar, bis man eines Tages auf dem Stuhl des Friseurs sitzt und sein Konterfei etwas länger betrachtet. Da wird man gewahr, dass es nicht nur einige wenige graue Haare sind. Genauso läuft die Zerstörung der Psyche ab. Eines Tages wacht man auf und stellt fest, dass die Ehe nur noch aus Keifen und Vorwürfen besteht. Oder dass man nach jedem Gespräch mit dem Chef mindestens fünf Zigaretten benötigt, um die innerlich brodelnde Wut niederzuringen. Oder dass man die Kinder immer und immer wieder wegen Nichtigkeiten anbrüllt. Oder dass man immer öfter in tiefes, schwärzestes Grübeln verfällt. Oder dass man Stimmungstiefs durchwatet, anstatt sich des Lebens zu freuen. Oder dass das Leben eigentlich jeden Inhalt und Sinn verloren hat.^

Die Veränderung der Psyche betrifft

- Ruhelosigkeit
- Nervosität
- Ständige Angespanntheit
- Reizbarkeit
- Schlechte Laune
- Fahrigkeit, Konzentrationsschwäche
- Schlappheit
- Depressive Anwandlungen
- Verlust des Geschmackssinnes
- Immer wiederkehrende, nagende oder stärker werdende Schuldgefühle
- Panische Angst, ohne Zigaretten nicht mehr leben zu können
- Verlustgefühle, wenn Zigaretten fehlen
- Ekel vor sich selbst (Unsauberkeit, fleckige Zähne, schlechter Atem usw.)
- Tiefes und immer wiederkehrendes Gefühl der Langeweile
- Gefühl der Leere und Sinnlosigkeit
- Ausbreitung von Apathie und Gleichgültigkeit
- Ständige Angst, etwas zu verpassen
- Schlechtes Gewissen in bezug auf Geldverschwendung
- Schlechtes Gewissen in bezug auf Mitmenschen, Nichtraucher, Umwelt
- Gefühl der Minderwertigkeit wegen gesellschaftlicher Ächtung

> Rauchen höhlt die eigene Persönlichkeit aus. Angespanntheit, Angst, chronische Nervosität, Schuldgefühle, Müdigkeit usw. zermürben jeden gesunden Menschen.

1.5 Rauchen ist gemeingefährlich

In der Schweiz ist der Gebrauch eines Handys im Auto nur mit einer Freisprecheinrichtung erlaubt. Der Gesetzgeber legt also grössten Wert darauf, dass beide Hände frei bleiben zum Lenken, Schalten usw. Verwunderlich bleibt, dass Rauchen im Auto nicht verboten ist. Dass es gefährlich ist, musste Peter sehr schmerzhaft erfahren.

Beispiel

Peter fuhr zur Arbeit und war, wie üblich, in grosser Eile. Um seine Nerven zu beruhigen, zündete er sich eine Zigarette an. Dabei war er einen kleinen Augenblick abgelenkt und konnte in letzter Sekunde einem Fussgänger ausweichen, den er beinahe über den Haufen gefahren hätte. Vor lauter Schreck fiel ihm die brennende Zigarette aus dem Mund. Nun war es mit der Ruhe erst recht vorbei. Hektisch begann er, mit der freien Hand zwischen den Polstern zu suchen und verbrannte sich dabei den Handrücken. Die Hand zuckte schmerzhaft zurück. Gleichzeitig verriss er die Lenkung und streifte einen Poller am Strassenrand. Zum guten Glück folgte ihm kein Wagen, denn die Notbremsung, die er jetzt reflexartig einleitete, hätte einem Hintermann keine Chance gelassen.

Leider ist mir keine Statistik darüber bekannt, wie viele Autounfälle auf das Konto der Zigaretten gehen. Es dürfte sich um einen ganz erheblichen Prozentsatz handeln.

Ein anderes, ebenso düsteres Kapitel des Rauchens sind Brände. Schätzungen zufolge werden 24 % aller Hausbrände durch Zigaretten ausgelöst. Ich mag nicht ausrechnen, wie viele Vermögen damit in Flammen aufgegangen sind und noch aufgehen. Auch mag ich nicht darüber nachdenken, wie viele unwiederbringliche Erinnerungsstücke auf diese Weise der unseligen Sucht geopfert werden. Oder wie hoch die Versicherungsprämien durch diese an sich vermeidbaren Brände geklettert sind.

> Rauchen dürfte in vielen Fällen Grund oder Mitgrund für Missgeschicke, Unfälle, Brandwunden oder Brände sein.

1.6 Warum rauchen die Raucher trotzdem?

Angesichts all dieser Tatsachen stellt man sich unweigerlich die Frage, warum Raucher weiterhin rauchen? Darauf gibt es viele Antworten. Die allermeisten davon sind falsch.

✖ **Falsch ist die Ansicht,** Raucher seien willenlose Weicheier.

✖ **Falsch ist die Ansicht,** Rauchen sei eine so grosse Abhängigkeit, dass man davon nicht freikommen könne.

✖ **Falsch ist die Ansicht,** ohne das Rauchen würde dem Raucher etwas fehlen.

✖ **Falsch ist die Ansicht,** der Raucher könne ohne das Rauchen das Leben nicht geniessen.

✖ **Falsch ist die Ansicht,** der Raucher wäre ohne das Rauchen supernervös.

✖ **Falsch ist die Ansicht,** das Laster Rauchen sei verhältnismässig billig, man könne es aus dem Taschengeld bezahlen.

✖ **Falsch ist die Ansicht,** wenn man einmal damit begonnen habe, könne man nie mehr aufhören.

✖ **Falsch ist die Ansicht,** ohne rauchen würde man seine Freunde verlieren.

✖ **Falsch ist die Ansicht,** ohne rauchen wäre man in der Gesellschaft nicht mehr anerkannt.

✖ **Falsch ist die Ansicht,** ohne das Rauchen wäre man nicht mehr männlich stark.

✖ **Falsch ist die Ansicht,** ohne das Rauchen wäre man nicht mehr weltmännisch.

✖ **Falsch ist die Ansicht,** ohne das Rauchen könne man sich nicht konzentrieren.

✖ **Falsch ist die Ansicht,** durch das Rauchen werde Stress abgebaut.

✖ **Falsch ist die Ansicht,** durch das Rauchen könne man besser verdauen.

✖ **Falsch ist die Ansicht,** ohne das Rauchen nehme man an Gewicht zu.

✖ **Falsch ist die Ansicht,** beim Rauchen könnte man Probleme besser lösen.

✖ **Falsch ist die Ansicht,** rauchen sei ein Genuss.

✖ **Falsch ist die Ansicht,** das Rauchen wirke entspannend.

Es gibt wohl keine andere Sache auf der Welt, über die so viele Irrtümer und Denkfehler zirkulieren wie über das Rauchen! Sehen wir uns einige dieser Aussagen etwas genauer an. Sie werden rasch feststellen, wie verkehrt und fehlerhaft diese Meinungen sind.

Falsch	Richtig
Raucher sind willenlose Weicheier.	Statistiken zeigen genau das Gegenteil. Unter den Rauchern hat es auffallend viele dominante Menschen.
Rauchen ist eine so grosse Abhängigkeit, dass man davon nicht oder nur sehr schwer freikommen kann.	Rauchen begründet zwar eine Abhängigkeit, aber die körperliche Abhängigkeit ist gering. Das lässt sich an vielen Symptomen leicht nachweisen, unter anderem auch an der Tatsache, dass die allermeisten Raucher beim Aufgeben des Rauchens so gut wie keine körperlichen Entzugserscheinungen haben.
Ohne das Rauchen fehlt dem Raucher etwas.	Alles, was dem Raucher dann fehlt, sind sein Raucherhusten, sein Asthma, seine verfärbten Zähne, sein übler Atemgeruch, seine Schuldkomplexe, seine Panik, ohne Zigaretten aufgeschmissen zu sein…
Der Raucher kann ohne das Rauchen das Leben nicht geniessen.	Das Gegenteil ist wahr. Rauch macht z. B. den Geschmackssinn stumpf. Er kann das Essen nicht mehr richtig geniessen.
Der Raucher ist ohne das Rauchen supernervös.	Das Gegenteil ist wahr. Der Raucher ist in einem Zustand der Dauernervosität, den er meist nicht mehr wahrnimmt. Damit seine Nerven nicht völlig durchdrehen, benötigt er immer und immer wieder eine neue Zigarette, die beim ersten Atemzug seine Übernervosität (Gier und Sucht) beruhigt. Diese Befriedigung der Sucht wird mit wirklicher Entspannung verwechselt.
Das Laster Rauchen ist verhältnismässig billig, man kann es aus dem Taschengeld bezahlen.	Raucher geben in ihrem Leben zwischen DM/Fr. 70 000.– und über DM/Fr. 200 000.– aus. Das kann man niemals als billig bezeichnen.
Wenn man einmal damit begonnen hat, kann man nicht mehr aufhören.	Nikotin begründet zwar eine Abhängigkeit, aber die körperliche Abhängigkeit ist verhältnismässig gering. Deshalb kann man das Rauchen ganz leicht aufgeben.
Ohne Rauchen verliert man seine Freunde.	Sind Freunde, die zum Rauchen verführen, wirkliche Freunde? Denken Sie an die Gesundheitsschäden, die Geldausgabe, die gesellschaftliche Ächtung usw.
Ohne Rauchen ist man in der Gesellschaft nicht mehr anerkannt.	Genau das Gegenteil ist richtig. Raucher werden von der Gesellschaft immer stärker geächtet.
Rauchen wirkt weltmännisch.	Was ist am Rauchen weltmännisch? Kehlkopfkrebs?
Rauchen macht männlich stark.	Wer will schon ein Macho sein?

Falsch	Richtig
Ohne Rauchen kann man sich nicht konzentrieren.	Hier wird echte Konzentration mit kurzfristigem Zusammenraufen verwechselt.
Mit Rauchen kann ich Stress abbauen.	Hier wird Dauerstress (d. h. die erste Stufe des Stresses, nämlich die dauernde Angespanntheit) mit wirklicher Entspannung verwechselt.
Mit Rauchen kann ich besser verdauen.	Das gehäufte Auftreten von Magen- und Darmkrebs spricht eine ganz andere Sprache.

Die Zusammenhänge rund um Stress, Konzentration, Angespanntheit, Entspannung usw. habe ich im Buch «Die stressfreie Organisation» ausführlich dargestellt. Es ist im SmartBooks-Verlag erschienen.

Raucher leben in einem von Psychologen nach allen Regeln der Kunst aufgebauten Umfeld. Dieses Umfeld zu durchschauen ist der erste Schritt hin zum Nichtraucher.

1.7 Warum beginnen Raucher zu rauchen?

Die meisten Menschen werden in der Jugend zum Rauchen verleitet. Es ist typisch für die Tabakindustrie, dass sie ihre Anstrengungen geballt auf die Jugend konzentriert, denn hier trifft sie auf noch nicht fertig entwickelte Persönlichkeiten. Da ist Meinungsbildung (oder genauer gesagt Manipulation) verhältnismässig einfach. Jugendliche sind nicht (noch nicht oder nicht immer) in der Lage, die wirklichen Zusammenhänge des Rauchens zu durchschauen. Für sie zählt nur der Gedanke, dabeizusein, sich weltmännisch zu geben, sich zu profilieren, sich zu beweisen, etwas Grosses zu tun. Kurz: Sie möchten erwachsen scheinen. Die Zigaretten sind ihnen ein willkommenes Mittel dazu.

Dabei schmeckt die erste Zigarette scheusslich. Sie löst Hustenreiz, Übelkeit und Brechreiz aus. Aber in der Gruppe heisst es dann rasch: Stelle deinen Mann, beweise dich. Also zwingen die Anfänger ihren Körper dazu, das Gift anzunehmen und sich daran zu gewöhnen. Hat sich der Organismus erst einmal gewöhnt und ist er abhängig geworden, verlangt er von sich aus immer wieder nach der Zigarette. Und zwar in ganz kurzen Abständen.

Warum hören Raucher nicht auf, wenn die Zigaretten doch so scheusslich schmecken? Es ist der Effekt der Massenpsychose. Irgendwo im Hinterkopf lauert der Gedanke: «Wenn so viele Menschen rauchen, dann muss es einfach etwas Gutes sein.» Der Anfänger sagt sich, er mache im Moment wahrscheinlich etwas falsch. Wenn er aber nur genügend weiter übe, dann komme auch er auf den Geschmack. Dieses Gedankengebäude ist so dominant, dass es kritiklos angenommen wird. Dass ein Raucher im Laufe der Zeit möglicherweise Geschmack an seiner Zigarette entwickelt, liegt am Umstand, dass der Körper nach dem Gift giert. Sobald er die nächste, überfällige Ration erhält, signalisiert ihm der Körper Dankbarkeit dafür. Das gilt meist aber nur für den ersten Zug. Die weiteren Züge sind bereits wieder belastend oder zumindest schal. Und der abgestandene Gestank aus dem Aschenbecher ist so eklig, dass nicht wenigen Menschen davon speiübel wird. Rauchern und Nichtrauchern. Bei vielen Menschen löst der abgestandene Tabakgeruch auch Kopfschmerzen aus – ein sicheres Zeichen für die Giftigkeit des Nikotins.

Sehen wir uns die zwei Hauptgründe, die zum Rauchen führen, etwas genauer an.

Dazugehören

Dieser wohl häufigste Grund basiert auf dem an sich natürlichen Herdentrieb: Man will dazugehören. Man fürchtet sich, anders zu sein als die anderen, denn so setzt man sich Kritik, Spott und Hohn aus. Jeder Mensch möchte akzeptiert werden. Diese Selbstbestätigung ist ein Urbedürfnis, das genau so stark ist wie Hunger und Durst. Wird es gekonnt angesprochen, ist es simpel einfach, Menschen zum Rauchen zu verleiten. Ich habe Menschen die unmöglichsten Dinge tun sehen, nur damit sie Aufmerksamkeit oder Anerkennung erhielten. Jeder einzelne Mensch tut das, und sei es nur, dass er sich eine bestimmt Frisur zulegt, sich die Haare färbt, sich auffällig kleidet, das kleine Fingerchen geziert abspreizt, sich einen wiegenden Gang zulegt, einen Bart wachsen lässt oder eben raucht. Die Wahrheit ist, dass wir Menschen sterben würden, wenn wir das Gefühl des Dazugehörens, des Akzeptiertseins nicht erhielten. Wir benötigen Anerkennung genauso notwendig wie die Luft zum Atmen. Wenn die Zigarette dieses Gefühl vermitteln kann, dann nimmt man Auslagen, schlechten Atem, gelegentliches Anstossen in der Gesellschaft und viele weitere Unannehmlichkeiten ohne Nachdenken auf sich. Denn das Gefühl, nicht dazuzugehören, das Gefühl des Ausgestossenseins ist im wahrsten Sinne des Wortes unerträglich.

Die Zusammenhänge um das Akzeptiertwerden, den Herdentrieb und weitere Urbedürfnisse habe ich im «Schwarz-Weiss-Buch der Mitarbeiter-Motivation» ausführlich dargestellt. Es ist im SmartBooks-Verlag erschienen.

Rauchen gibt (angeblich!) Sicherheit und Halt

Viele Menschen sind unsicher. Das trifft wiederum für die Jugendlichen in erhöhtem Masse zu. Sie suchen sich ihren Platz in der Welt. Sie wollen einerseits nicht gleich sein wie die Eltern oder das Establishment, andererseits trotzdem dazugehören. Das Rauchen bietet hier eine vermeintlich ideale Lösung, d. h. die Industrie hat in ihrer Werbung ideale Klischees aufgebaut. Sie alle werden als Gründe für das Rauchen und als Lockmittel in die Abhängigkeit benutzt. Die häufigsten sind:

- Zusammengehörigkeitsgefühl
- Erwachsen scheinen
- Welterfahren auftreten
- Abenteuer bestehen
- Das Leben geniessen

> Die Industrie legt es darauf an, Jugendliche so früh als irgend möglich zu verführen. Je älter sie werden, um so selbständiger werden sie und um so kritischer könnten sie die vorgetäuschten Gründe durchschauen.

1.8 Wie werden Raucher bei der Stange gehalten?

Um die Raucher wird ein so raffiniertes Täuschungsgebilde aufgebaut, dass es für den einzelnen sehr schwierig ist, es zu durchschauen. Tragisch ist, dass die Nikotinsucht der Industrie hilft, denn eine der Wirkungen des Giftes ist die, dass der gesunde Menschenverstand im wahrsten Sinne des Wortes vernebelt wird. Unser Gehirn ist ein hochsensibles, überaus potentes Instrument. Die Milliarden von Zellen funktionieren aber nur dann wirklich effizient und reibungslos, wenn sie, neben richtiger Nahrung, insbesondere genügend Sauerstoff und Wasser zur Verfügung haben. Mit Rauch angereicherter Sauerstoff schränkt die Funktion der Gehirnzellen erheblich ein. Die Wahrheit ist: Ein Raucher kann nicht so klar denken wie ein Nichtraucher. Das ist eine Tatsache, die auch an verschiedenen Universitäten in Versuchen nachgewiesen wurde. Raucher können sich weniger tief und weniger lang konzentrieren. Sie bekunden beim Lösen von Prüfungsaufgaben grössere Schwierigkeiten als Nichtraucher. Ihr Denkapparat funktioniert ganz einfach langsamer und weniger präzise.

Eine der fatalsten Folgen dieser Vernebelung ist die Tatsache, dass Raucher die Werbung der Tabakindustrie kritiklos entgegennehmen. Und hier liegt die wohl perfideste Gefahr des Rauchens, welche die Industrie nach allen Regeln der Kunst ausnutzt. Raucher unterliegen einer Manipulation, die einer eigentlichen Gehirnwäsche gleichkommt.

Beispiel Hatte nicht eine bekannte Zigarettenmarke einen Werbefilm mit Cowboys, und waren diese Männer nicht an Kehlkopfkrebs erkrankt? Darüber wurde selbstverständlich im Werbespot nichts gesagt, vielmehr suggerierte der Film den Zuschauern, wie frei, natürlich und stark Männer durch das Rauchen leben.

Beispiel Werden nicht Werbeverbote reihenweise umgangen, indem beispielsweise Formel-1-Boliden mit horrenden Summen gesponsert werden? Der Rennsport suggeriert Freiheit, Kraft, Rasse, Klasse, Geschwindigkeit, Siegen, Potenz, Reaktionsvermögen, weite Welt. Mit dieser Art Werbung werden weltweit Millionen Menschen in den Bann gezogen. Auch Nichtraucher.

Beispiel Paul ist ein passionierter Raucher. Neben Zigaretten raucht er auch gerne Pfeife. Er ist Chef eines Dienstleistungsunternehmens. Nachdem Paul sein Quantum Zigaretten geraucht hat, zündet er seine Pfeife an. Damit hüllt er endgültig das ganze Bürohaus in dicken, beissenden Qualm ein. Angesprochen auf diese Unsitte sagt die Sekretärin: Ich mag den Pfeifengeruch ganz gerne.

Wenn es die Tabakindustrie geschafft hat, selbst Nichtraucher mit ihren falschen Argumenten zu überzeugen, dann sollte uns das Ausmass dieser Manipulation wirklich zu denken geben. Pfeifenrauchen ist eine grässliche Angewohnheit, denn im Pfeifenhals sammelt sich im Laufe des Rauchens eine giftige, übel stinkende Brühe an. Die meisten Pfeifenraucher halten deshalb die Pfeife immer leicht nach unten, damit sie diesen Schmutz nicht schlucken müssen. Passiert es trotzdem, müssen sich selbst starke Raucher umgehend übergeben. Diesen übelriechenden Dreck als Wohlgeruch zu empfinden, dazu gehört eine gehörige Portion Gehirnwäsche.

Wie scheusslich gerade Pfeifenrauchen ist, weiss der Volksmund seit ewigen Zeiten. Im Kanton Bern wird die Pfeife als «Bschütti-Goon» bezeichnet, was mit Jauche-Schöpfkelle übersetzt werden kann.

Die Millionen, die die Tabakindustrie in Werbung, Promotion und Imagepflege steckt, vermögen alle anderen Stimmen bei weitem zu überdecken. Wenn sogar Nichtraucher Probleme haben, zwischen Fiktion und Wahrheit zu unterscheiden, wie sollen da erst die durch den Nikotingenuss vernebelten Raucher klar kommen?

Wäre die Angelegenheit nicht derart tragisch, müsste man die Psychologen und Macher der Tabakindustrie ehrlich bewundern. Es gibt wohl keinen anderen Bereich, in dem die Wahrheit so geschickt, so konsequent und so skrupellos verdreht wird wie im Umfeld des Rauchens. Denn trotz aller klaren, medizinisch erhärteten Beweise verstehen sie es, den Nimbus des Zigarettenkonsums so gut wie unangetastet aufrechtzuerhalten. Auch heute noch sind sehr, sehr viele Raucher felsenfest davon überzeugt, dass ihnen Nikotin keinen Schaden zufügen kann.

> Raucher unterliegen der milliardenschweren, psychologisch hochstehenden, manipulativen Werbung der Konzerne.

1.9 Warum hören Raucher nicht auf zu rauchen?

Neben der massiven Beeinflussung durch die Werbung ist es insbesondere das menschliche Beharrungsvermögen, das den Raucher in seiner Gewohnheit gefangenhält. Der Mensch ist ein Gewohnheitstier. Über die Bauern zirkuliert der Spruch: «Was der Bauer nicht kennt, das isst er nicht.» Er will davon nichts wissen, er versucht es gar nicht erst. Denn alles, was er nicht kennt, das ist für ihn zum vornherein schlecht. Warum also sollte er es versuchen?

Beispiel

Ich erinnere mich an Anna. Sie war eine fleissige, aufmerksame, sehr freundliche und umgängliche Frau. Und sie hatte ihre Gewohnheiten. So beispielsweise das Schweinsschnitzel am Sonntag. Wenn sie ein Schnitzel erhielt, dann war der Sonntag gerettet. Wenn nicht, gab es Terror. Obwohl sie, wie gesagt, sonst sehr freundlich und umgänglich war: In diesem Punkt verstand sie absolut keinen Spass. Sie hätte sich Filet oder Lachs leisten können, aber sie wollte ihr gewohntes Schnitzel.

Viele Raucher rauchen aus Gewohnheit. Ganz typisch ist beispielsweise die Verdauungszigarette. Sie wirkt, rein körperlich gesehen, zwar sehr negativ, denn in Tat und Wahrheit belastet und verhindert sie die Verdauung. Trotzdem klammern sich viele Raucher gerade an diese Zigarette. Weil sie es so gewohnt sind. Sie nehmen nur allzugerne die ihnen von der Werbung angebotenen Gründe als Erklärung oder Entschuldigung für ihre Sucht an. Sehen wir uns einige dieser Alibis an:

Zigaretten entspannen (angeblich!)

Viele Raucher rauchen, um sich zu entspannen. Das ist ein grosser Trugschluss, denn Nikotin bietet keine Entspannung. Zwar werden mit dem ersten Zug der Zigarette die vor Gier flatternden Nerven beruhigt, aber das hat mit wirklicher Entspannung absolut nichts zu tun. Es ist lediglich die Reaktion auf das Suchtbedürfnis.

Stress abbauen

Viele Raucher rauchen, weil sie mit der Zigarette Stress besser begegnen können. Auch das ist ein Irrtum, denn Stress kann nur durch klaren Kopf, überlegtes Handeln, gestärkte, ruhige Nerven und tiefe innere Sicherheit und Ruhe begegnet werden. Genau das aber fehlt dem Raucher in hohem Masse. Sein Kopf und Geist sind durch die Nikotinwirkungen vernebelt, seine Nerven flattern, und von innerlicher Ausgeglichenheit und Ruhe ist er meilenweit entfernt. Dass dem so ist, zeigte mir Rosmarie.

Beispiel

Rosmarie war eine Studienkollegin. Sie war stark verstandesorientiert, intelligent und sehr fleissig. Trotz ihres kühlen Wesens gab es eine Sache, die sie völlig aus dem Häuschen brachte. Ich erinnere mich, als ob es gestern gewesen wäre. Vor der Diplomarbeit arbeiteten wir bis tief in die Nacht hinein. Plötzlich sprang Rosmarie auf, lief herum, durchsuchte alle Taschen. Sie wirkte nervös, gehetzt und steigerte sich zusehends in tiefe Panik hinein. Mit schreckensgeweiteten Augen rief sie: «Ich habe keine Zigaretten mehr, und alle Läden sind schon geschlossen!»

Solche Panikreaktionen habe ich später auch bei vielen anderen Rauchern miterlebt. Nikotin kann Stress nicht abbauen, es kann höchstens, wie bereits gesehen, die vor Gier flatternden Nerven vorübergehend ruhigstellen.

Zigaretten bekämpfen (angeblich!) Langeweile

Ein weiterer Grund für das Rauchen ist das Gefühl, mit der Zigarette Langeweile bekämpfen zu können. Auch das ist ein Trugschluss, denn das Anzünden einer Zigarette in der Gesellschaft ist eine Ablenkung. Es ist ein Überbrücken eines Unwohlseins. Zudem entsteht das Gefühl der Langeweile deshalb, weil Sie warten müssen, bis Sie die nächste Zigarette anstecken können. Wie bei jedem anderen freiwilligen oder aufgezwungenen Warten auch dehnt sich die Zeit plötzlich vermeintlich ins Uferlose. Ihr ganzer Denkapparat ist von einem einzigen Gedanken beherrscht: Zigarette, Zigarette, Zigarette. So wird Ihnen die Zeit lang – sehr lang. Zigaretten bekämpfen die Langeweile nicht, sie lassen sie entstehen.

Zigaretten geben (angeblich!) einen klaren Kopf

Auch das ist eine klare Lüge. Zwar ist es richtig, dass der erste Zug an der Zigarette die flatternden Nerven beruhigt und dass als Folge davon wieder einigermassen vernünftig, konzentriert und zielgerichtet gedacht werden kann. Dieser relativ kurze Moment der Klarheit ist aber nichts im Vergleich zu einem wirklich wachen, aktiven Verstand, der in der Lage ist, frei und unbelastet über Stunden höchste Konzentration zu leisten.

Das gleiche gilt für Kreativität. Ein mit Nikotinablagerungen zugeschütteter Denkapparat hat viel von seiner unbeschwerten, leichten und spielerischen Denkfähigkeit verloren. Kreativität kann man von ihm nicht mehr erwarten.

Zigaretten geben (angeblich!) Kraft und Energie

Das Gegenteil ist wahr, denn die Rückstände des Rauches belasten das Blut, sie verkleben und verklumpen Arterien und Venen und die Lunge. Der ganze Organismus wird geschwächt. Zur Vortäuschung von Kraft und Energie trägt der Umstand bei, dass der nikotinabhängige Organismus nach der nächsten Nikotingabe giert. War er davor apathisch, reagiert er jetzt aktiv auf diesen Schuss. Raucher, die diese kleine Regung mit wirklicher Energie verwechseln, sind wirklich zu bedauern.

Angst

Eine Gewohnheit aufzugeben setzt Mut voraus. Ein Raucher befindet sich in einer ähnlichen Lage wie ein Kranker, der sich an sein Leiden gewöhnt hat und nur dessen vermeintliche Vorteile sieht.

Beispiel

Heidelinde wurde seit Jahren von Rheuma geplagt. Zwar wusste sie vom Arzt, dass sie einen guten Teil ihres Leides durch eine Ernährungsumstellung vermeiden könnte, aber diese Tatsache hat sie vor ihrer Familie geheimgehalten, denn es gefiel ihr, Mittelpunkt der Familie zu sein. Trat wieder einer dieser schmerzhaften Anfälle auf, wurde sie umsorgt, gepflegt und behandelt. Sie musste nicht zur Arbeit gehen, und sie genoss die Aussicht auf die nächste Kur. Zwar hatte sie Schmerzen, aber die nahm sie gerne in Kauf, wenn sie dafür so fürsorglich betreut wurde. Sie fürchtete sich vor jeder Umstellung ihres Lebens. Insbesondere glaubte sie nicht, dass ihr die neue Ernährungsweise schmecken würde. Sie war Fleisch gewohnt, und darauf wollte sie nicht verzichten. Um keinen Preis.

Alles Neue macht angst. Die Ungewissheit lässt uns bestehende Mängel plötzlich vergessen und rückt uns die schönen Seiten in den Vordergrund. Heidelinde beispielsweise fragte sich, ob sie nach der Nahrungsumstellung immer noch mit gleich viel Freude essen könnte.

Dem Raucher geht es genau gleich. Die Verdauungszigarette beispielsweise möchte er nicht missen. Sie verschafft ihm ein angenehm warmes Gefühl im Magen. Er hat also Angst, etwas zu verlieren. Er möchte nicht ein angenehmes Gefühl gegen etwas Minderwertiges tauschen. Dass das angenehme Gefühl gesundheitsschädlich ist, weiss er nicht oder nimmt es nicht zur Kenntnis. Das Gefühl entsteht nämlich nur deshalb, weil der Organismus den Magen stärker durchbluten muss, damit er mit der zugeführten Giftration zurechtkommt.

Die Industrie schürt diese Ängste bewusst und vorsätzlich. Sie kennen ja die Argumente:

Angstgefühl	Wahrheit
Das Gefühl, etwas zu verlieren, nicht mehr dazuzugehören	Wozu wollen Sie gehören? Zur Gruppe jener Menschen, die einem erhöhten Gesundheitsrisiko unterliegen, weil sie einer kostspieligen Sucht frönen?
Verlust der Stärke	Finden Sie Menschen, die am Glimmstengel hängen, stark?
Verlust von Freiheit	Rauchen ist selbstauferlegte Sklaverei. Denken Sie beispielsweise nur daran, dass Sie immer, überall wo Sie stehen und gehen, Zigaretten und Zündhölzer mit sich herumtragen müssen.
Verlust der Dynamik und Aktivität	Menschen mit gesunden Lungen und Adern sind erheblich leistungsfähiger als Raucher.
Verlust der Sicherheit	Sicherheit kann nicht durch materielle Dinge erworben werden. Es ist ein seelischer Zustand, der nur im Inneren wachsen kann. Das zu erkennen setzt einen klaren Geist voraus.

Abhängigkeit

Wenn kein anderes Mittel mehr hilft, wird dem Raucher eingeredet, er könne nie frei kommen, denn die Entzugserscheinungen seien so fürchterlich, dass er den Entzug nicht überleben werde. Auch zu diesem Punkt wird unfair argumentiert. So etwa mit Hinweisen auf Rückfällige. Oder auf eigene Erfahrungen. Wohlweislich verschwiegen wird in diesem Zusammenhang die Tatsache, dass all jene, die es nicht geschafft haben, ihre Sucht nie wirklich aufgegeben haben. Die Sucht aufgeben ist nämlich vornehmlich eine mentale Leistung. Dazu später mehr. Hier geht es vorerst um die rein körperlichen Aspekte der Abhängigkeit.

Und da habe ich eine sehr frohe Botschaft:
Die körperliche Abhängigkeit ist **gering.** Das lässt sich leicht nachweisen: Die meisten Drogenabhängigen benötigen alle paar Tage einen Schuss, d. h. ihr Körper benötigt Tage, bis er die Giftkonzentration so weit verarbeitet hat und bis die nächste Gier unerträglich wird. Beim Raucher tritt das Verlangen nach der nächsten Zigarette bereits nach Minuten (Kettenraucher) oder Stunden wieder auf. Der Organismus kann die Belastung des Rauchens relativ rasch aus dem Blutkreislauf entfernen. Einerseits im Rahmen der normalen Ausscheidung von Gift- und Fremdstoffen, andererseits durch Abkapseln und Deponieren. Die Industrie verleugnet dies natürlich, denn sie will ja die Millionen fleissig weiter zahlender Raucher nicht verlieren. So redet sie den Rauchern ein, sie würden Jahre unter Entzugserscheinungen leiden. Wird so argumentiert, werden Äpfel mit Birnen verwechselt. Es gilt nämlich zwei Dinge zu unterscheiden, und zwar

• die suchterregenden Giftstoffe
Etwa drei Viertel dieser Stoffe werden innerhalb von Minuten oder Stunden abgebaut, d. h. ausgeschieden oder deponiert. Das erlebt jeder Raucher selbst jeden Tag. Das unwiderstehliche Verlangen nach der nächsten Zigarette tritt regelmässig auf. Es wird im Körper dann ausgelöst, wenn die Nikotinkonzentration im Blut so stark abgesunken ist, dass ein nächster Schuss notwendig wird. Die hauptsächlichsten Entzugserscheinungen können somit innerhalb von Stunden überwunden werden. Wird der Organismus mit entsprechenden Massnahmen unterstützt, kann er auch den Rest bzw. die eingelagerten Depots rasch ausscheiden. Ohne diese Hilfe benötigt der Organismus zur Ausscheidung von 99% aller suchtbildenden Stoffe etwa drei Wochen.

• die im Organismus angerichteten Gesundheitsschäden
Diese Schäden zu regenerieren, dazu benötigt der Organismus allerdings viel Zeit. Ob und in welchem Ausmass das gelingt, hängt vom Grad der eingetretenen Zerstörung ab. Aus eigener Erfahrung und aus vielen Berichten möchte ich Ihnen aber auch in diesem Punkt Mut machen. Ich habe oft gestaunt, wie unglaublich stark die natürlichen Regenerationskräfte doch sind.

Sind Sie erst einmal gefangen im Spinnennetz, hat die Spinne viel Zeit, das Garn weiterzuspinnen, zu verstärken und zu befestigen. Kommt dazu, dass die Spinne jeden Tag mehrmals ihr Gift verspritzt, um den Willen, das Denkvermögen und den gesunden Menschenverstand richtiggehend zu lähmen. Die Spinne redet dem Gefangenen so lange ein, wie fein, bequem und schön er es im Spinnennetz hat, bis er es schliesslich kritiklos glaubt. Extra für den Gefangenen baut die Spinne halluzinogene Traumbilder von weiter Welt, Freiheit, Rasse, Klasse, Zugehörigkeit auf. Diese Bilder werden so lange und so intensiv vorgegaukelt, bis der Gefangene jeden Gedanken an die Welt ausserhalb des Spinnennetzes aufgegeben hat.

1.10 Rauchen ist eine Flucht

Ergründet man die Angewohnheit tiefer, finden sich Gründe wie:

- Raucher sind ständig auf der Flucht. Vor sich selbst.
- Raucher tragen unbewältigte Sorgen, Nöte und Probleme mit sich herum.
- Raucher können nicht loslassen.

Jede dieser Aussage trifft in ihrem Kern ganz genau zu, denn mit dem Rauchen werden Unsicherheit, Unwohlsein, Langeweile, Nervosität, Angst überspielt und zugedeckt. Die Zigarette ist eine gute Möglichkeit, Zweifel, Furcht und zwiespältige Gefühle zu überdecken. Die Zigarette bietet in vielen Situationen Ersatz für innere Sicherheit. Sie ist ein Mittel, z. B. in einem persönlichen Gespräch oder in einer unangenehmen Situation vom Problem abzulenken und Zeit zu gewinnen. Man kann sich hinter eine Wolke von Rauch zurückziehen und so die Augen und den möglicherweise verräterischen Gesichtsausdruck verschleiern. Mit dem Rauchen kann ich der Wahrheit ausweichen. Mit der Zigarette kann ich der harten Wirklichkeit entrinnen.

Viele Raucher rauchen unbewusst, d. h. sie geben sich keine Rechenschaft darüber, aus welchem tieferen Grund sie es tun. Sie haben das betreffende Problem aus dem Bewusstsein verdrängt. Da es aber nach wie vor latent vorhanden ist, kann auch das Rauchen nicht aufgegeben werden. Dass es latent vorhanden ist, daran besteht kein Zweifel, denn alle Schwierigkeiten, die nicht aktiv und bewusst verarbeitet werden, schwelen im Unterbewusstsein weiter. Sie sind wie glühende Kohlen, die zwar unter Kontrolle gehalten werden können, aber nichtsdestotrotz ständig glühen. Sie enthalten ein gefährliches Potential, weil sie unberechenbar sind.

> Gehen Sie für einige Minuten in sich und versuchen Sie herauszufinden, weshalb Sie Zigaretten anzünden. Was war der Auslöser, der Beweggrund? Waren es unbequeme Situationen oder unbequeme Gedanken? Versuchen Sie, alle solchen Situationen zu bereinigen und die betreffenden Probleme zu lösen.

Was soll ich Ihnen bloss sagen zu dieser ganzen Aufzählung? Ich bin absichtlich stumm geblieben, denn ich fühlte mich in jedem einzelnen Punkt direkt angesprochen und betroffen. Der Herr Autor hat recht – und wie recht er hat!

Wenn ich zurückdenke, dann habe ich Zigaretten immer dann angezündet, wenn ich mich gestresst oder unwohl fühlte, oder wenn ich in Schwung kommen sollte. Unwohl, weil mein Chef unzufrieden war, meine Frau mich rügte oder weil mir siedendheiss in den Sinn kam, dass da ja noch eine unbereinigte Situation war.

Ich bin heilfroh, habe ich all dieses Elend hinter mir und überwunden.

Ob es schwierig war? Nein, ich habe es eigentlich viel einfacher geschafft, als ich glaubte. Als ich erst einmal die Wahrheit erkannte, reifte in mir der Entschluss: Keine Frage, ich höre auf. Komme, was da wolle.

1.11 Rauchen ist ein Selbstgefängnis

Niemand zwingt Sie, zu rauchen. Sie tun es freiwillig. Sie mögen Erklärungen haben, und es mag unterschwellige Angst mit im Spiel sein. Sprechen nicht aber, rein logisch gedacht, alle Argumente gegen das Rauchen?

? Wollen Sie tatsächlich weiterhin Ihr sauer verdientes Geld zum Fenster hinauswerfen?

? Wollen Sie sich weiterhin von den verlogenen Werbeargumenten der Tabakindustrie verleiten lassen?

? Wollen Sie weiterhin Ihre Gesundheit ruinieren?

? Wollen Sie weiterhin mit einem schlechten Gewissen belastet bleiben?

! Natürlich wollen
Sie nicht.

! Sie wollen das Rauchen aufgeben.
Ein für allemal.

! Ich gratuliere Ihnen
zu diesem Entschluss.

! Sie werden ihn
nicht bereuen.

! Nur Mut,
Sie schaffen es!

1.12 Sie können viel gewinnen

Wenn Sie das Rauchen aufgeben, dann verlieren Sie nichts – aber Sie können viel gewinnen:

✔ Gesundheit

✔ Energie

✔ Kraft

✔ Wohlbefinden

✔ Leistungsvermögen

✔ Lebensfreude

✔ Freiheit

✔ Unabhängigkeit

✔ Selbstachtung

✔ Glück

✔ Klares Denkvermögen

✔ Konzentrationsfähigkeit

✔ Geldersparnis

✔ Selbstsicherheit

✔ Innere Ausgeglichenheit und Zufriedenheit

✔ Inspiration und Kreativität

Stellen Sie sich vor,

- wie Sie sich frisch fühlen, weil Atem, Haar und Kleider frisch sind und bleiben und nicht mehr nach abgestandenem Tabak riechen.
- was sie sich alles leisten können, wenn Sie kein Geld mehr für Zigaretten auszugeben brauchen.
- wie fit Sie sind und z. B. locker und ohne Atembeschwerden eine Treppe hochsteigen.
- wie Sie Speisen und Getränke wieder mit viel Genuss geniessen, weil Ihr Geschmackssinn wieder richtig funktioniert.

2 Planung

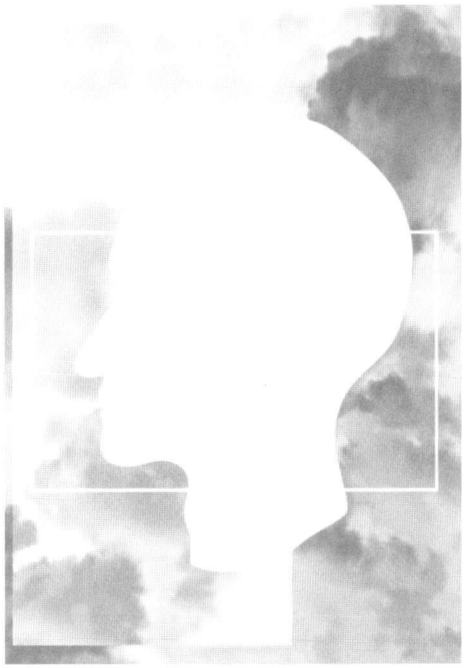

2. Planung

2.1 Nehmen Sie alle Anweisungen wortwörtlich

Planung und Vorbereitung

Mit grosser Wahrscheinlichkeit haben Sie in Ihrem Leben mehrmals versucht (oder zumindest daran gedacht), das Rauchen aufzugeben. Jedes einzelne Mal waren Sie zuversichtlich, haben gehofft – und eine bittere Enttäuschung erlebt. Jede weitere Enttäuschung hat Sie mutloser und hoffnungsloser gemacht. Die ersten Male haben Sie sich innerlich aufgelehnt, geheult vor innerer Wut und Hilflosigkeit. Je öfter Sie versagt haben, um so stiller, verzweifelter oder verbissener sind Sie geworden.

Ich weiss, dass es Überwindung kostet, einen neuen Versuch zu unternehmen. Schliesslich wollen Sie vor sich selbst nicht als totaler Versager dastehen. Darf ich Ihnen Mut machen? Wenn ich meine fürchterliche Sucht überwinden konnte, dann können Sie auch das Rauchen aufgeben. Glauben Sie mir, meine Abhängigkeit war erdrückend, komplex, verwirrend, und sie hat mich beinahe das Leben gekostet. Und ich habe sie mit einem Schulterzucken weggelegt. Genauso spielerisch einfach wird es auch Ihnen gelingen.

Meine Methode der Suchtbefreiung besteht aus der Planungsphase, einer Vorbereitungszeit, die in der Regel vier Tage dauert, und dem Ablegen der Sucht an sich. Sie können mit dieser Methode das Rauchen nicht nur aufgeben, sondern es für immer lassen und getrost vergessen. Sie werden nicht rückfällig werden, und es wird Ihnen garantiert gelingen – vorausgesetzt, Sie befolgen die Ratschläge in diesem Buch Wort für Wort. Dieser letzte Punkt ist so wichtig, dass ich ihn nochmals wiederhole. Meine Methode ist ein Paket, das in jedem einzelnen Teil befolgt werden muss, damit Sie Erfolg haben. Nehmen Sie sich wirklich Zeit. Sie benötigen in den vier Tagen der Vorbereitung je 30 bis 60 Minuten. Kontrollieren Sie sich beim Durchführen der einzelnen Aufgaben mit der Uhr. Selbst wenn Ihnen einzelne Anweisungen sinnlos oder gar kindisch erscheinen sollten: **Tun Sie es!** Schalten Sie für einmal Ihren Verstand ab und tun Sie ganz einfach das, was da steht. **Wort für Wort.**

Wählen Sie den richtigen Zeitpunkt

Planen Sie Ihre Raucherentwöhnung nicht in eine besonders hektische Zeit hinein. Wenn Sie beruflich stark angespannt sind oder wenn Weihnachten mit all ihrer Angespanntheit und Erwartung vor der Türe steht, sollten Sie den Beginn verschieben. Vermeiden Sie andererseits ruhige Ferienzeiten, denn allzuviel Musse ist kontraproduktiv. Am idealsten ist eine normale Arbeitswoche in der gewohnten Umgebung. Kaufen Sie die Dinge am Montag und beginnen Sie die

Übungs- bzw. Vorbereitungszeit am Dienstag. Stehen Sie die vier Tage durch und feiern Sie am Samstag Ihre Erlösung. Und dann kommt das Schönste: die Belohnung amSonntag. Unternehmen Sie etwas! Hängen Sie nicht daheim im rauchgeschwängerten Fernsehstuhl herum, sondern gönnen Sie sich beispielsweise einen kleinen Ausflug. Und das Wichtigste: Freuen Sie sich auf die Zeit danach!

Wir Menschen sind nicht nur Körper, sondern auch Seele und Geist. Deshalb ist jede Methode der Raucherentwöhnung, die entweder nur den körperlichen oder nur den mentalen Aspekt berücksichtigt, von Anfang an problematisch.

Experimentieren Sie in diesen vier Tagen auch nicht mit anderen Methoden, insbesondere nicht mit Nikotinersatzprodukten. Mein Verfahren wird Ihren Körper entschlacken und von den Suchterscheinungen befreien. Da wäre die Zuführung von Nikotin, in welcher Form auch immer, nicht nur störend, sondern kontraproduktiv. Nehmen Sie auch keine anderen Hilfsmittel, keine Tabletten, Lutschstengel, Kaugummis, Süssigkeiten oder was auch immer. Keine Angst: Sie werden keinen Hunger leiden, denn Sie dürfen viel essen. Sie werden auch nicht zunehmen, denn das, was ich Ihnen empfehle zu essen, macht nicht dick, selbst wenn Sie davon Unmengen vertilgen.

Freuen Sie sich auf die Umstellung. Betrachten Sie das Ganze als etwas, das Sie sich selbst zuliebe tun. Halten Sie sich diese Tage frei, vermeiden Sie jede Art von Ablenkung. Vermeiden Sie Partys, Geschäftsessen, Besuche. Seien Sie für einmal egoistisch, leben Sie für sich selbst.

Wenn sich Ihr Lebenspartner anschliesst, ist das ein grosser Vorteil, denn Sie können sich so gegenseitig ermutigen und unterstützen. Wenn er es nicht tut, dann gehen Sie wirklich Ihren Weg und sehen in diesen Tagen weder nach links noch nach rechts. Nichts und niemand kann Sie aufhalten. So gelingt es Ihnen.

Wenn Ihr Partner, Freund oder Kollege nicht mitzieht, dann entscheiden Sie allein für sich selbst. Machen Sie Ihr Glück nicht abhängig von einem anderen Menschen. Gesundheit ist ein höchst persönliches Gut. Niemand kann Ihr Leben für Sie leben. Entscheiden Sie unabhängig davon, was der andere tut. Sich gegenseitig unterstützen kann ein Vorteil sein, muss aber nicht. Wenn Sie Ihren Weg alleine gehen, haben Sie den Vorteil, dass Sie von niemandem negativ beeinflusst werden können.

Sie werden sehen, dass meine Methode jederzeit und überall ausgeführt werden kann. Sie benötigen weder teure Geräte noch Kleider noch bestimmte Orte noch andere Hilfsmittel. Alles, was notwendig ist, haben Sie entweder bereits oder Sie können es sich ohne weiteres im Laden beschaffen. Und das ist genau das, womit Sie jetzt beginnen.

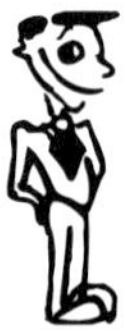

Ach was, dachte ich damals, das wird sicher nicht so heiss gegessen, wie er das da sagt. Aber nach kurzer Zeit wusste ich, was die Uhr geschlagen hatte. Ich riss mich am Riemen, paukte diese vier Tage durch – und hatte Erfolg.

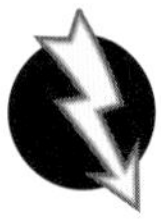

Folgen Sie meinen Anweisungen, und Sie werden Ihre Sucht mit einem Schulterzucken weglegen und für immer vergessen.

2.2 Gehen Sie einkaufen

Zitronen, Ahornsirup, Cayennepfeffer

Für meine Methode benötigen Sie Zitronen. Kaufen Sie davon vorerst ein Kilogramm. Sie benötigen ferner Ahornsirup, am besten kanadischen. Neben Reformhäusern führen oft auch Grossverteiler Ahornsirup. Wenn Sie die Wahl haben, dann kaufen Sie Grad C. Diese Aufschrift ist vergleichbar mit der Qualitätsbezeichnung «kaltgepresst» bei Ölen. Zudem benötigen Sie Cayennepfeffer.

Aus Zitrone, Ahornsirup und Cayennepfeffer werden Sie später ein Getränk zubereiten, das Sie in regelmässigen Abständen trinken werden. Verschaffen Sie sich deshalb auch Flaschen mit einem guten Verschluss. Sie benötigen Gefässe für mindestens zwei Liter.

Früchte und Gemüse

Sie benötigen zudem Früchte und Gemüse. Kaufen Sie, wonach Sie gerade Lust haben. Bevorzugen Sie Saisonangebote und kaufen Sie reichlich.

Vitamine

Nikotin ist ein übler Vitaminräuber. Sie helfen Ihrem Organismus, die Umstellung reibungslos zu schaffen, wenn Sie Ihr Essen mit Nahrungsergänzungsmitteln bereichern. Sie benötigen insbesondere die Vitamine B1, C und E. Durch die von mir empfohlene Ernährung in den vier Tagen erhält Ihr Körper viel von diesen Vitaminen. Trotzdem kann eine zusätzliche gezielte Einnahme nicht schaden, insbesondere dann nicht, wenn Sie dem erhöhten Vitaminverbrauch bisher nicht Beachtung geschenkt haben. Soweit Sie wählen können, kaufen Sie die Vitamine in natürlicher Form. Beim Vitamin C beispielsweise bevorzugen Sie Präparate auf der Basis der Acerola-Kirschen oder Sanddorn anstelle von synthetisch hergestelltem Vitamin C. Sie helfen Ihrem Organismus weiter, wenn Sie die Nahrungsergänzungsmittel immer zusammen mit dem natürlichen Vorkommen der Vitamine zu sich nehmen. Vitamin-C-Tabletten sollten Sie also immer nur in Verbindung mit z. B. einem Glas frisch gepresstem Orangensaft einnehmen. Sollten Sie sich mit Nahrungsergänzungsmitteln und deren Verwendung nicht auskennen, suchen Sie bitte zu diesem Punkt Rat bei einer Fachperson.

In Deutschland werden spezielle Vitamintabletten als Nahrungsergänzung für Raucher angeboten. Sie enthalten meist mindestens die Vitamine B1, C, E und oft auch Selen. Einige Angebote enthalten darüber hinaus die Vitamine B2, B12, Folsäure und das Vitamin P.

Abführmittel

Während der vier Vorbereitungstage sollte Ihre Verdauung regelmässig und anstandslos funktionieren. Sollte dem nicht so sein, bitte ich Sie, ein schonendes Abführmittel zu kaufen. Achten Sie auch hier auf ein möglichst natürliches Produkt, beispielsweise auf der Basis von Feigen.

Schreibmaterial und Frottiertücher

Das ist bereits alles, was Sie kaufen müssen, denn vermutlich besitzen Sie Kugelschreiber, Bleistift, Farbstifte und Papier sowie Waschutensilien wie Frottiertücher, Waschlappen oder einen Sisalhandschuh.

Foto

Als nächstes benötigen Sie ein Foto von sich selbst. Nein, nicht irgendein Foto. Es muss eine ganz besondere Aufnahme sein, und zwar eine, die einen ausgesprochenen Glücksmoment in Ihrem Leben festhält. Wichtig ist, dass man Ihren Gesichtsausdruck gut erkennen kann. Sie lächeln nicht nur, sondern Sie strahlen! Und Sie erinnern sich ganz genau an jenen Augenblick: Sie waren überschwenglich glücklich. Die ganze Welt gehörte Ihnen. Vorsicht: Sie waren nicht übermütig im Sinne von leichtfertig, sondern Sie fühlten sich ganz einfach rundum wohl und freuten sich, am Leben zu sein. Sie waren gelöst, unbeschwert und unbelastet. Das Foto ist wichtig, aber genauso wichtig ist die Erinnerung an das Ereignis damals. Nehmen Sie sich etwas Zeit, damit Sie sich Ihre damaligen Gefühle bewusst wieder in Erinnerung rufen können. Es müssen unbedingt positive, unbeschwerte Gefühle sein. Das Alter des Bildes spielt keine entscheidende Rolle, d. h. es darf auch eine Aufnahme aus Ihrer Jugend sein. Noch etwas ist wichtig: Natürlich rauchen Sie auf dem Foto nicht!

Vision

Als nächstes benötigen Sie einen Traum. Nein, keine verwunschenen Träume in der Nacht, sondern viel realistischer: einen geheimen Wunschtraum. Wenn Sie das Rauchen aufgeben, dann sparen Sie viel Geld. Damit können Sie sich etwas leisten. Etwas, das Sie sich schon lange gewünscht haben und das bis jetzt unerreichbar blieb. Denken Sie in Ruhe darüber nach und notieren Sie sich dann, was Sie sich vom gesparten Geld kaufen werden. Denken Sie hier nicht allzu klein, d. h. ein billiger Modeschmuck für unter DM/Fr. 100.– ist wohl kein wirklich heisser Wunschtraum. Wenn Sie sich überlegen wieviel Geld Sie in Ihrem Leben für Zigaretten ausgeben, nämlich zwischen etwa DM/Fr. 70 000.– und über 200 000.–, dann darf Ihr Wunschtraum ruhig etwas prächtiger ausfallen. Stellen Sie sich diesen Traum bildlich vor, d. h. zeichnen Sie ihn, fotografieren Sie ihn oder beschaffen Sie sich ein Bild davon, und zwar möglichst in Farbe.

Schreiben Sie hier Ihren Traum hin:

Damit haben Sie nun alles zusammengetragen, was Sie benötigen.

Zuerst fand ich es kindisch. Ich bin doch erwachsen, ein gestandenes Mannsbild. Was schwafelt er denn da von träumen? Bis ich mir überlegte, dass ich mir mit dem gesparten Geld gut und gerne Ledersitze im neuen Auto hätte leisten können. Wenn ich die Türe aufmachen würde, wäre da der angenehme Geruch von Leder, und die Sitze würden sich weich anfühlen und sie hätten diesen schönen, edlen Grünton.

Bereiten Sie sich gründlich vor. Es spielt keine Rolle, wie lange Sie dafür benötigen. Wichtig ist einzig, dass wirklich alles bereitliegt, wenn Sie Ihre Vorbereitungstage beginnen.

Einkaufsliste

- ☐ Zitronen, 1 Kilo
- ☐ Eine Zitruspresse
- ☐ Ahornsirup, Grad C, 1 Liter
- ☐ Cayennepfeffer, 1 Gläschen
- ☐ Zwei gut verschliessbare Flaschen zu je 1 Liter
- ☐ Früchte (je nach Saison)
- ☐ Gemüse (je nach Saison)
- ☐ Nahrungsergänzungsmittel (Vitamintabletten für Raucher oder einzelne Vitamine, nämlich):
- ☐ Vitamin B1
- ☐ Vitamin C
- ☐ Vitamin E
- ☐ Eventuell: Abführmittel (natürliches Produkt z. B. auf Feigenbasis)

Schreibmaterial:

- ☐ Kugelschreiber
- ☐ Bleistift
- ☐ Farbstifte

Waschutensilien

- ☐ Frottiertücher
- ☐ Waschlappen
- ☐ Sisalhandschuh

- ☐ Foto: Porträt mit strahlendem, glücklichem Ausdruck

2.3 Knacken Sie den Psychoterror!

Während vieler Jahre haben mir Hunderte von Menschen aller Art, nämlich Eltern, Freunde, Kollegen, meine Frau, Ärzte, Therapeuten usw. gesagt, dass ich krank sei. Oft habe ich mich innerlich gegen diesen Gedanken aufgelehnt, öfter aber nicht, denn ich war viel zu schwach und zu willenlos dafür. Sie alle hatten viel bessere Argumente. Da waren beispielsweise die Fachleute, die mir sagten, dass ich mein Leiden geerbt habe und dass ich dazu veranlagt sei. So habe ich mich schliesslich mit meinem Schicksal abgefunden und für mir selbst gedacht: «Jawohl, ich bin krank. Ich bin irgendwie falsch gestrickt. Bei mir brennen in regelmässigen Abständen die Sicherungen durch, und dann schlägt der Blitz in Form von fürchterlichen Schmerzen wieder ein.» Und genau davor hatte ich höllische Angst. Ich habe auf vieles in meinem Leben verzichtet, nur weil ich geglaubt habe, dass es eine neue Schmerzattacke auslösen würde. So habe ich mehrere Jahrzehnte meines Lebens in grösster Abhängigkeit gelebt. Genauer gesagt war es ein passives, mutloses Dahinvegetieren.

Genau gleich ergeht es Rauchern. Tausende von Menschen haben Ihnen vermutlich immer und immer wieder gesagt, dass Sie süchtig sind. Sie sind immer mehr zum Aussenseiter der Gesellschaft geworden, denn mittlerweile darf in vielen öffentlichen Gebäuden, in Flugzeugen und in einigen Restaurants nicht mehr geraucht werden. Aber selbst, wenn Sie rauchen dürfen, dann kommen Sie sich oft genug als minderwertig vor. Sie fühlen sich als Krüppel. Als willenloser, suchtbesessener Mensch. Als Person zweiter Klasse. Das Rauchen ist eine verteufelte Sache. Zuerst muss man Ekel und Übelkeit überwinden, bis man einigermassen Geschmack daran findet. Dann wünscht man sich über Jahre oder Jahrzehnte, man hätte nie damit begonnen, denn man erkennt immer tiefer, wie schmutzig, abstossend und gesellschaftlich geächtet diese Gewohnheit wirklich ist.

Selbst in Raucherentwöhnungskursen wird Ihnen gesagt, Sie müssten erkennen, dass Sie süchtig sind. Nur wenn Sie zu Ihrer Sucht stehen würden, so wird immer wieder argumentiert, könnten Sie sie überwinden. Vergessen Sie alle solche Gedanken möglichst sofort! Genau an solchen Ideen scheitert die ganze Sache. Wenn Sie so denken, dann können Sie mit viel Willensanstrengung das Rauchen vielleicht einschränken oder für kurze Zeit sogar aufgeben. Aber Sie werden wohl früher oder später rückfällig werden, denn wie heisst es im Sprichwort: «Die Katze lässt das Mausen nicht.» Eine Katze kann es wirklich nicht lassen, denn sie ist so gebaut. Es ist ihr Urinstinkt, ihr Trieb, ihre Überlebensstrategie. Und so lange Sie glauben, Sie wären süchtig, so lange können Sie von dieser Sucht niemals loskommen. Sie werden dann, so lange Sie leben, Mäuse fangen bzw. Zigaretten kaufen, weil das ja angeblich Ihre Natur ist. Und das ist genau das, was die Industrie will. Und für die Industrie geht es um Milliarden. Wenn so grosse Summen auf dem Spiel stehen, dann wird nicht lange gefackelt oder zimperlich vorgegangen oder argumentiert. Da werden jede Menge hochkarätige Psychologen eingesetzt, um Sie in Ihrem Gefängnis zu halten und Sie lustig weiter zu melken.

Der Glaube an die Sucht ist Ihr Psychogefängnis.

Was Ihnen vielleicht immer noch harmlos vorkommt, ist reinster Psychoterror, um Sie tief und tiefer in Ihrer Abhängigkeit festzuhalten. Die Argumente sind ja auch schwer wegzuweisen. Sie rauchen doch, oder? Und Sie haben mehrfach versucht, aufzuhören, oder? Und alle Ihre Versuche sind kläglich gescheitert, oder? Sie haben auch versucht, den Konsum einzuschränken, oder? Aber Sie haben immer und immer wieder heftigste Entzugserscheinungen erlebt, oder? Ihr Körper hat zu zittern begonnen, oder? Wenn Sie einmal für beschränkte Zeit aufhören konnten, dann haben Sie immer noch gelitten; Sie haben beispielsweise zugenommen, oder?

Also gibt es nur eine einzige logische Erklärung: Sie sind süchtig. Ob Sie dazu stehen oder nicht, ist nebensächlich. Sie sind es. Und wie! Auf Lebenszeit.

Angeblich!

Ihr Psychogefängnis hat dicke Mauern.

Sind Sie erst einmal so weit, braucht es nicht mehr viel, sich selber einen Trottel oder Deppen zu schelten. Und damit lösen Sie die nächste Runde der Selbsttäuschung aus. Sie mögen gegen aussen hin leicht zugeben, dass Sie vertrottelt handeln, tief im Innern aber nagt es an Ihnen. Wie könnten Sie sich jemals tief innerlich eingestehen, dass Sie blöde und vernunftwidrig handeln? Es ist völlig undenkbar, dass Sie in den Spiegel sehen und zu sich selbst sagen: «Du bist der grösste Idiot auf der Welt.» Würden Sie das ehrlich zu sich selbst sagen, müssten Sie sich im nächsten Augenblick die Kugel geben. Also bleibt nur die Flucht in die Traumbilder, die die Psychologen der Tabakindustrie für Sie aufgebaut haben: Der Raucher ist ein ganzer Mann. Rauchen macht gesellschaftsfähig. Der Raucher gehört zur Gesellschaft. Raucher sind besonders lässige Menschen. Rauchen entspannt. So rechtfertigen Sie sich vor sich selbst. Und bleiben im Psychoterrorgefängnis eingesperrt.

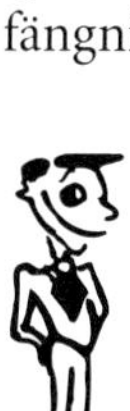

Um ehrlich zu sein, habe ich nie darüber nachgedacht. Ganz im Gegenteil. Ich wolle es gar nicht wissen. Denn unterschwellig hatte ich Angst. Ich fürchtete, zu erkennen, dass ich irgendwie auf dem falschen Dampfer sass.

Stehen Sie auf und sehen Sie über Ihre Gefängnismauern hinaus!

2.4 Lösen Sie sich von doktrinären Meinungen

Ausbrechen aus diesem Gefängnis können Sie nur auf eine einzige Art: Vergessen Sie alles, was Sie über das Rauchen zu wissen glauben.

Vergessen Sie alles, was Sie über das Rauchen zu wissen glauben!

Versuchen Sie es für einen kleinen Moment, und zwar sich selbst zuliebe. Ja, ich weiss: Vergessen ist gar nicht so einfach. Machen Sie einen Selbstversuch. Jedes Mal, wenn Ihnen etwas zum Thema Rauchen in den Sinn kommt, dann sagen Sie sich selbst: «Ach vergiss es, es ist ohnehin nicht wahr!»

Versuchen Sie es einmal! Wie? Ihnen kommt nichts in den Sinn? Aber dachten Sie nicht gerade, wie schön eine Zigarette jetzt wäre? Oder Sie hatten Angst, dass Sie nie mehr eine rauchen dürften? Sehen Sie: Das Unterbewusstsein produziert immer und immer wieder die genau gleichen Gedanken. Sie laufen ab wie ein Film. Sagen Sie zu sich selbst bei jedem solchen Gedanken: «Vergiss es, es ist nicht wahr!»

Wenn Ihnen diese Methode zu krass erscheint, dann habe ich hier eine Alternative, die Sie auch in vielen anderen Lebensbereichen anwenden können. Wir leben in einer Welt, in der alles vorgedacht ist. Jeder Beruf hat seine Regeln, jedes Studienfach seinen klar strukturierten Lehrplan. Zu jeder Arbeit bestehen Arbeitsbeschreibungen. Ausser in der Forschung ist alles festgelegt, zementiert und reglementiert. Wir lernen, dass die Gabel links vom Teller liegen muss und dass der Bleistift in die rechte Hand genommen wird. Solche Regelungen mögen für viele Lebensbereiche sinnvoll sein, in anderen wirken sie sehr nachteilig. In bezug auf das Rauchen haben sie nachgerade katastrophale Auswirkungen, denn wir müssen jetzt beginnen, uns von den durch die Werbung vorgegebenen Denkschemata (Rauchen macht stark, Rauchen entspannt usw.) zu lösen. Das können wir, wenn wir jede solche Meinung mit einem Etikett versehen. Darauf schreiben wir: «Meinung der Firma XY» oder «Ansicht von Professor Z».

Ich habe diese Methode in verschiedenen Lebenssituationen angewandt. Beispielsweise auch, als es darum ging, Stress zu bewältigen. Was ist die gängige Meinung über Stress? Sie lautet: Jeder hat Stress. Als ich dieser sehr falschen Meinung eine Etikette gab und diese zusätzlich mit einem Giftkopf versah, wurde ich freier und freier, bis ich erkannte, dass der belastende Stress eine völlig unnatürliche Sache ist und dass es sehr wohl ein völlig stressfreies Leben gibt. Mein Etikett sah so aus:

«Jeder hat Stress.»

☠ Meinung von gestressten Experten. ☠

Das Erstaunliche an diesem Experiment war, dass ich jetzt ohne Stress sehr viel mehr leiste als vorher. Und zwar sowohl quantitativ als auch qualitativ. Und noch viel erstaunlicher ist, dass mir die Arbeit wirklichen Spass macht. Ich habe mich mit dieser Methode aus einer Abhängigkeit gelöst, die meine Leistung einbremste. Die Stressituation war wie ein Auto mit angezogener Handbremse. Jetzt rollt mein Wagen viel ungebremster und unbelasteter.

Versuchen Sie es einmal. Überlegen Sie sich, weshalb Sie rauchen. Notieren Sie dann Ihre Argumente bzw. Ansichten, setzen Sie sie in Anführungszeichen und etikettieren Sie sie.

Ansicht: ______________________________

☠ Meinung der Tabakindustrie. ☠

Nach dem Totenkopf kann auch stehen:

- Meinung von Rauchern
- Meinung von Experten
- Meinung von Abhängigen

Ansicht: ______________________________

☠ Meinung ______________________________ ☠

Wenn Sie erst einmal einige der gängigen Irrtümer entlarvt haben, dann erinnern Sie sich an das Sprichwort: «Wer einmal lügt, dem glaubt man nicht, und wenn er auch die Wahrheit spricht.» Mit anderen Worten: Beginnen Sie überaus kritisch, vorsichtig und skeptisch zu werden, wenn es um das Thema Rauchen geht. Prüfen Sie immer und immer wieder, wer was sagt. Vergessen Sie nicht: Die Tabakindustrie hat viele hochqualifizierte Journalisten, die hervorragende Berichte und Reportagen machen können.

Beginnen Sie, gängige Meinungen zu hinterfragen. Lange nicht alles, was Ihnen vom Elternhaus, von der Schule, von der Kirche, von der Werbung oder von Ihrem Chef eingetrichtert wurde, ist für Sie richtig und wichtig. Beginnen Sie, Ihre Welt zu entrümpeln. Werfen Sie Ballast über Bord. Werden Sie ein selbständiger Mensch!

2.5 Haben ist nicht Sein

Wir sind mitten im wichtigsten Teil der Planung, nämlich beim Erkennen, wie tief unser Denken manipuliert ist. Aus dieser Abhängigkeit können wir uns nur in dem Ausmass lösen, indem wir diese Fessel erkennen. Mit dem Etikettieren der kursierenden Argumente wird unser Verstand nach und nach geschärft, so dass er diese sehr stark gefärbten Meinungen entlarven kann.

Eine grosse Hilfe in diesem mentalen Kampf ist der Unterschied zwischen Haben und Sein. Hinter diesem kleinen Wortspiel verbirgt sich ein tiefes und grosses Geheimnis, das nur selten wirklich erkannt wird. Wie alle grossen Dinge auf dieser Welt ist es an sich simpel. Es hat aber weitreichende Auswirkungen. Werden diese Zusammenhänge nicht erkannt, bleibt die Gefahr eines Rückfalls latent vorhanden. In diesem Sinne enthält das Geheimnis ein grosses Versprechen. Ist es bekannt, bildet es eine praktisch hundertprozentige Risikogarantie gegen Rückfälle.

Ich konnte mich selbst erst dann auf den Weg heraus aus meiner Sucht machen, als ich erkannte, dass ich selbst zwar ein Leiden habe, aber nicht das Leiden an sich bin. Genau das gleiche gilt für Sie als Raucher. Sie haben eine Sucht, aber Sie sind nicht süchtig.

Das ist das Geheimnis: Sie haben eine Sucht, aber Sie sind nicht süchtig.

Wenn ich im Manuskript bis hier die Unterscheidung zwischen süchtig sein und Sucht haben nicht gemacht habe, dann nur, weil ich diesen Unterschied noch nicht erklären konnte. Ohne diese Erklärung hätten Sie meine Ausführungen aber missverstehen können. Ab hier allerdings spreche ich korrekterweise nie mehr von süchtig sein, sondern immer nur noch von Sucht haben.

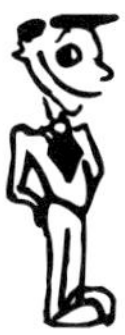

Also, was er da so gekünstelt einfach sagt, versteht doch wirklich kein Mensch. Aber ich erkläre es Ihnen mit einem einfachen Beispiel:

Nehmen Sie an, Sie hätten einen Hund. Der Hund wird krank, d. h. er hat Krebs. Mit der Krankheit verändert sich auch der Charakter des Hundes. War er vorher zutraulich, so hat er jetzt immer öfter Anfälle, in denen er sogar ihm bekannte Personen ankläfft. Dann, eines Tages, passiert es. Sie haben Besuch, und aus heiterem Himmel beginnt Ihr Hund, Ihren Gast anzubellen, um ihn schliesslich anzufallen und zu beissen. Ihr bisher lieber Hund entwickelt sich zur richtigen Bestie. Er wurde unberechenbar, bissig, gemeingefährlich. Einer der Geschädigten verklagt Sie vor Gericht, und Sie werden als Hundehalter verurteilt, Schadenersatz zu leisten. Obwohl Ihnen das Verhalten Ihres Hundes alles andere als angenehm ist und obwohl Sie als Hundehalter dafür zur Rechenschaft gezogen werden, kommen Sie trotzdem nie auf den Gedanken, sich selber für bissig, gemeingefährlich, hinterhältig und unberechenbar zu halten. Sie sind der Hundehalter, nicht aber der Hund. Sie müssen zwar geradestehen für das, was Ihr Hund zerbeisst, aber Sie selbst haben einen ganz anderen Charakter, eine ganz andere Natur als Ihr Hund. Und genau das ist der Unterschied zwischen Sucht haben und süchtig sein. Sie haben sich irgendwann in Ihrem Leben verleiten lassen und sich eine dumme Gewohnheit zugelegt. Sie hatten doppelt Pech, dass diese Gewohnheit Sie abhängig gemacht hat. Sie hatten dreifaches Pech, dass die Abhängigkeit zu einer Vernebelung Ihres klaren Denkvermögens geführt hat. Deshalb blieben Sie lange Zeit in diesem selbstgemachten Gefängnis gefangen. Zu diesem Gefängnis gehört auch, dass Sie die Folgen Ihres Lasters selbst ausbaden müssen; Sie leiden z. B. an Raucherhusten oder Asthma oder ständiger Nervosität. Trotzdem ist diese Sucht nicht Ihre eigentliche Natur. Sie ist angewöhnt und deshalb bestimmt sie weite Teile Ihres Lebens, trotzdem hat sie mit Ihrem innersten Kern, mit Ihrem Wesen absolut nichts zu tun.

Sehen Sie jetzt, wie einfach das Aufgeben des Rauchens ist? Ihr Kern, das Sein, blieb die ganze Zeit von Ihren Suchthandlungen unberührt. Das Rauchen ist das Haben, die Gewohnheit. Sagen Sie dem Rauchen adieu, schiessen Sie die ganze eklige, scheussliche Pest ins Niemandsland und vergessen Sie alles, was damit zusammenhängt. Wir sind zwar noch nicht ganz so weit, aber ich verspreche Ihnen, es wird viel einfacher, als Sie denken.

Sehen Sie nun auch, wie verlogen die Werbung der Tabakindustrie ist? Sie redet Ihnen ständig ein, sie seien ein Raucher. Wenn Sie das wirklich wären (oder wenn Sie glauben es zu sein), dann fällt es Ihnen in der Tat sehr schwer, sich vom Rauchen zu lösen, denn Sie müssten dann ja einen guten Teil Ihres eigenen Wesens verleugnen, korrumpieren, abtöten oder kasteien. Das alles ist nicht notwendig, denn Sie haben zwar ein Raucherproblem, aber Ihr eigentliches Wesen ist das nicht. Mit dem Raucherproblem gehen Sie um wie mit jedem anderen Problem auch: Sie lösen es und befreien sich davon.

Keinesfalls sollten Sie es weglegen. Das ist genau das, was all jene tun, die versuchen, Nichtraucher zu werden anstatt ihr Rauchproblem zu lösen. Sie werden früher oder später einen Rückfall erleiden. Und damit das Elend vertiefen.

Keinesfalls sollten Sie das Problem weiterhin ungelöst vor sich hindümpeln lassen. Sie haben durch den Kauf dieses Buches den ersten Schritt getan. Folgen Sie dieser Spur weiter und lösen Sie Ihr Rauchproblem ein für allemal!

Rauchen ist ein Problem – aber keine unlösbare Sache. Ich verspreche Ihnen nochmals: Die Lösung ist einfacher, als Sie glauben.

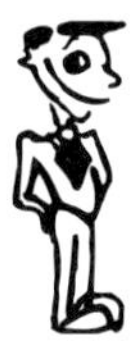

Sehen Sie mich an: Ich bin frei! Und, ganz unter uns: Ich geniesse diesen Zustand!

Stehen Sie auf und atmen Sie tief erleichtert durch. Sie haben zwar eine zweifelhafte Gewohnheit, aber Sie sind nicht von Grund auf morsch, marode, schlecht. Ihr Wesen, Ihr Kern ist gesund, völlig normal, stark und natürlich!

2.6 Die Luft ist unser Nahrungsmittel Nummer eins

Nach so viel Kopfakrobatik mache ich jetzt bewusst eine Denkpause und wende mich einem rein körperlichen Thema zu: der Atmung.

Haben Sie sich schon einmal überlegt, was eigentlich wichtiger ist: das Ein- oder das Ausatmen? Nein? Schade. Denn so banal die Frage klingen mag, so aufschlussreich ist die Antwort.

In 24 Stunden atmen wir etwa 20 000mal, meist, ohne nachzudenken, ganz automatisch. Das Atmen wird uns nur dann bewusst, wenn wir etwas riechen, beispielsweise eine Rose. Jetzt atmen wir gerne ein und schnuppern kräftig. Wir können bewusst in die Atmung eingreifen, die Atemzüge verlangsamen oder vertiefen. Aber den Atem anhalten, das gelingt nur sehr kurz. Und etwas können wir nie: Wir können nicht leben ohne Luft. Der Körper hat einen Schutzreflex, er atmet immer automatisch ein. Da der Körper die Lunge immer auffüllt, müssen wir dafür sorgen, dass die alte, abgestandene Luft vollständig ausgeatmet wird. Unbewegte, abgestandene Luft verringert unsere Vitalität. Sie ist mit eine Ursache für Müdigkeit und Leistungsschwäche. Bei Menschen, die rauchen, trifft dies in erhöhtem Masse zu, denn durch den Nikotingehalt der Luft wird der Sauerstoffgehalt herabgesetzt. Der Körper leidet unter einer akuten Sauerstoffunterversorgung. Das zeigt sich ganz deutlich daran, dass viele rauchende Menschen unter Asthma oder asthmaähnlichen Symptomen leiden.

Wichtig beim Atmen sind natürlich sowohl das Ein- als auch das Ausatmen. Aber Sie können Ihre Lungen nur dann vollständig füllen, wenn Sie erst einmal tüchtig und vollständig ausgeatmet haben.

Darf ich Ihnen einen Trick verraten, wie Sie Ihre Atmung kontrollieren können? Atmen Sie in den Bauch! Ja, ich weiss, die Lunge sitzt im Brustkorb und nicht im Bauch. Trotzdem: Füllen Sie beim Einatmen nicht die Brust, sondern Ihren Bauch. Achten Sie darauf, wie sich die Bauchdecke beim Einatmen vorwölbt und wie sie zwischen die Beckenknochen einsinkt beim Ausatmen.

Die Lungenspitzen liegen auf dem Zwerchfell auf. Durch das Ausdehnen der Lunge beim Einatmen drücken sie auf den Bauchraum. Diese Bewegung ist hochwillkommen, denn unsere Verdauung ist nicht nur ein chemischer, sondern auch ein mechanischer Prozess. Der Speisenbrei im Darm muss durchmischt, bewegt und vorwärtstransportiert werden. Durch die Bauchatmung erhalten wir eine kostenlose Bauchmassage und beugen der Verstopfung vor. Und wir versorgen unseren Organismus mit genügend frischem Sauerstoff. Er ist wichtiger als alles Essen, denn ohne Atmen überleben wir nur einige wenige Minuten. Ohne Trinken Tage, ohne Essen Wochen.

Tiefe Atemzüge liefern Vitalität, einen klaren Kopf
und eine regelmässige Verdauung.

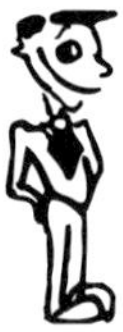

Seien Sie kein Frosch. Versuchen Sie es jetzt! Stehen Sie auf, öffnen Sie das Fenster und atmen Sie tief und vollständig aus. Dann atmen Sie einige tiefe, langsame Atemzüge in den Bauch. Achten Sie darauf, wie sich Ihre Bauchdecke bewegt. Wenn es im Stehen nicht gelingt, dann legen Sie sich möglichst flach auf den Rücken und halten eine Hand auf den Bauch. Machen Sie ein Spiel daraus. Lassen Sie Ihre Hand Lift fahren. Beim Ausatmen sinkt Ihre Hand in den Keller, beim Einatmen fährt der Lift bis in den zweiten Stock.

Üben Sie diese Atmung immer wieder im Alltag. Einfach dann, wenn Sie daran denken. Während der Vorbereitungstage mindestens fünf- bis siebenmal bewusst. Diese Art der Atmung eignet sich übrigens auch hervorragend dafür, Stress und Angst abzubauen. Ärger am Telefon? Bleiben Sie ruhig, legen Sie auf. Stehen Sie nun auf, öffnen das Fenster und atmen Sie fünf- bis zehnmal kräftig durch. Sie werden sehen, dass der grösste Teil des Ärgers weg ist!

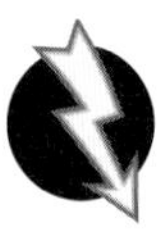

Das tiefe Atmen in den Bauch sollten Sie immer und immer wieder üben. Ich selbst habe etwa sechs Monate benötigt, bis mein Organismus sich umgestellt hatte und nicht mehr oberflächlich hechelte, sondern wirklich volle und tiefe Atemzüge nahm.

2.7 Erstellen Sie ein Aktivbild

Nach diesem Ausflug zu einem körperlichen Aspekt kommen wir zum nächsten mentalen Punkt. Wir bereiten uns immer noch vor, den Psychoterror, dem wir jahrzehntelang erlegen sind, zu knacken bzw. umzudrehen und diese riesige psychische Kraft für uns anstatt wie bisher gegen uns wirken zu lassen. Unsere stärkste Waffe dabei ist das Aktivbild, eine von mir entwickelte Methode der Selbstbeeinflussung, mit deren Hilfe ich in meinem Leben so gut wie alles erreicht habe, was ich mir erträumt habe.

Über gleiche phänomenale Wirkungen berichten auch meine Seminarteilnehmer.

Das Aktivbild besteht aus einem Text und einem Bild. Das Bild für dieses Aktivbild haben Sie bereits hervorgesucht, es ist Ihr Foto aus glücklichen Tagen. Einen Textvorschlag gebe ich Ihnen hier:

«Dank der Urkraft bin ich ein eingefleischter Nichtraucher. Ich bin frei, unbelastet, vital, glücklich.

Ich hasse Tabak in jeder Form (Zigaretten, Zigarren, Pfeife) wie die Pest. Der blosse Gedanke an das Rauchen macht mich krank, ekelt mich. Mir wird speiübel. Ich verabscheue den Qualm, den Gestank, den Dreck, die Abhängigkeit. Die ekelhafte, teure und gesundheitszerstörende Sucht habe ich definitiv überwunden. Sie ist abge-streifte Vergangenheit ohne jegliche Bedenken, ohne Reue, ohne Angst, ohne Verlust. Sie gehörte nie in mein Leben. Sie war nie Teil meines wirklichen Wesens. Sie ist vorbei, vergessen. Ich bin frei und fühle mich absolut wohl.

Ich bin glücklich, frei, erlöst. Ich atme tief durch und freue mich jede Minute meines Lebens über meinen Gesundheitsgewinn, den reinen Atem und die Geldersparnis.»

«Ich freue mich, dass ich mir nun ____________________ (z. B. mein Traumauto) leisten kann.»

Ihre Vision kann, muss aber keineswegs ein materielles Gut sein. Die Vision kann beispielsweise auch lauten: «Ich freue mich, dass ich nun den richtigen Lebenspartner finde.» Diese Formulierung wählen Sie, wenn Sie bisher eher gehemmt waren, sich beispielsweise über den schlechten Atem Sorgen machten oder sich selbst als abstossend empfanden. Da Sie nun vom Rauchen frei sind, dürfen Sie ruhig Ihrer Freude darüber Ausdruck geben, dass Sie Ihren Partner finden.

Nehmen Sie jetzt ein Blatt im Format A4, kleben Sie oben in die Mitte Ihr spezielles Foto auf und übertragen Sie den vollständigen Text wortwörtlich auf das Blatt. Darunter lassen Sie freien Raum und notieren dann:

1. Tag: ______________________________

2. Tag: ______________________________

3. Tag: ______________________________

4. Tag: ______________________________

5. Tag: ______________________________

6. Tag: ______________________________

7. Tag: ______________________________

Hinter jedem Tag lassen Sie die Zeile frei. Dort tragen Sie später die Benützung des Aktivbildes ein. Jedes Mal, wenn Sie das Aktivbild konsultiert haben, werden Sie einen Strich machen. Am Ende eines jeden Tages sollten Sie mindestens fünf Striche haben.

Die Übergangszeit dauert in der Regel vier Tage. Unter gewissen Umständen sollten Sie sie aber verlängern. Deshalb sehen Sie auch einen fünften und einen sechsten Tag vor.

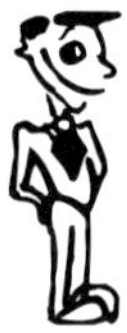

Als ich das das erste Mal las, musste ich es gleich nochmals lesen. Werde ich da jetzt manipuliert, oder was?

Heute, nach Jahren ohne Zigaretten, benütze ich die Aktivbildtechnik für unterschiedliche Ziele in meinem Leben. Ich bin von einem kritischen Saulus in einen begeisterten Paulus verwandelt worden. Für mich funktioniert diese Methode viel besser als positives Denken oder Imaginationstechniken.

Das fertige Aktivbild sieht somit wie auf der folgenden Seite aus:

Mein neues Leben

Ihr Foto

«Dank der Urkraft bin ich ein eingefleischter Nichtraucher. Ich bin frei, unbelastet, vital, glücklich.

Ich hasse Tabak in jeder Form (Zigaretten, Zigarren, Pfeife) wie die Pest. Der blosse Gedanke an das Rauchen macht mich krank, ekelt mich. Mir wird speiübel. Ich verabscheue den Qualm, den Gestank, den Dreck, die Abhängigkeit. Die ekelhafte, teure und gesundheitszerstörende Sucht habe ich definitiv überwunden. Sie ist abgestreifte Vergangenheit ohne jegliche Bedenken, ohne Reue, ohne Angst, ohne Verlust. Sie gehörte nie in mein Leben. Sie war nie Teil meines wirklichen Wesens. Sie ist vorbei, vergessen. Ich bin frei und fühle mich absolut wohl.

Ich bin glücklich, frei, erlöst. Ich atme tief durch und freue mich jede Minute meines Lebens über meinen Gesundheitsgewinn, den reinen Atem und die Geldersparnis.»

«Ich freue mich, dass ich mir nun ______________________________
(z. B. mein Traumauto) leisten kann.»

«Ich freue mich, denn ______________________________
(z. B. ich finde meinen Lebenspartner).»

1. Tag: ______________________________

2. Tag: ______________________________

3. Tag: ______________________________

4. Tag: ______________________________

5. Tag: ______________________________

6. Tag: ______________________________

7. Tag: ______________________________

Das Aktivbild ist bei weitem die stärkste Waffe im Kampf gegen Ihre Gewohnheit. Mit dem korrekten Erstellen und Anwenden steht und fällt Ihr Erfolg. Deshalb empfehle ich Ihnen, Ihr Aktivbild jetzt zu erstellen.

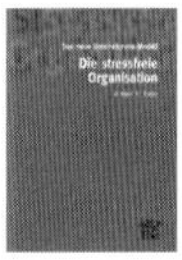

Ich bin sicher, Sie werden es so lieb gewinnen, dass Sie diese Methode für viele andere Probleme auch anwenden werden. Wenn Sie mehr über dieses System erfahren möchten, verweise ich auf das Buch «Die stressfreie Organisation», SmartBooks-Verlag, 1998.

2.8 Der Vorabend

Wenn Sie alle Arbeiten der Planung abgeschlossen haben und wenn Sie Ihren Zeitpunkt für den Beginn der vier Vorbereitungstage bestimmt haben, dann bleibt Ihnen jetzt, am Vorabend, nur noch folgendes zu tun:

Stellen Sie sich mental ein

Zur mentalen Einstimmung gehört, dass Sie vor sich selbst Ihren Entschluss, mit der Rauchergewohnheit definitiv zu brechen, nochmals ausdrücklich erneuern. Bauen Sie Vorfreude auf das Leben ohne diese lästige Angewohnheit auf. Sprechen Sie sich vor: «Ich freue mich darauf, frei zu sein. Ich freue mich auf die Geldersparnis. Ich juble über die Vitalität und Jugendlichkeit.» Leben Sie in Bildern und Phantasien. In Ihrer Zukunft, die sich sehr, sehr bald verwirklicht.

Sehen Sie sich in den Ferien am Strand. Sie waten ins Wasser und beginnen mit kräftigen Zügen ins offene Meer hinauszuschwimmen. Sie fühlen sich fit, atmen regelmässig, leicht und tief in Ihre Lungen.

Sehen Sie sich bei einer Weindegustation. Sie kosten einen guten Tropfen nach dem anderen, lassen den samtigen Geschmack des Bordeaux über Ihre Zunge rollen, prüfen den perlenden Effekt des Schaumweines und schmecken das fruchtige Aroma des Weissweines. Sie geniessen Ihr wieder erwachtes Geschmacksempfinden in vollen Zügen.

Wählen Sie Ihr Nachtessen bewusst

Verzichten Sie heute auf schweres, fettes oder scharf gewürztes Essen. Wählen Sie etwas wirklich Einfaches und Leichtes, beispielsweise einen Gemüseteller. Verzichten Sie heute abend auf Fleisch, verzichten Sie auf Salz und Pfeffer und verzichten Sie auf eine Nachspeise. Verwenden Sie Kräuter und Gewürze anstelle von Salz. Bitte keinen Käse, kein Eis und auch keine Früchte als Dessert.

Bereiten Sie das Zitronengetränk vor

Damit Sie am Morgen keine Zeit verlieren, bereiten Sie das Zitronengetränk vor. Sie benötigen zwei Liter pro Tag. Pressen Sie pro Liter Wasser eine und eine halbe Zitrone aus, fügen dann fünf Esslöffel Ahornsirup hinzu und streuen einige wenige Spritzer Cayennepfeffer darüber. Rühren Sie das Getränk gut um und füllen Sie es in Flaschen ab. Wenn Sie aus dem Haus gehen, dann sollten es Flaschen sein, die Sie gut verschliessen und mitnehmen können. Beim Ahornsirup sind auch mehr oder weniger als fünf Löffel erlaubt. Bitte versuchen Sie das Getränk und geben Sie so viel Sirup zu, bis es einen für Sie angenehmen Geschmack hat. Das Minimum an Ahornsirup sind drei Esslöffel, das Maximum ist unbeschränkt. Ahornsirup schmeckt sehr angenehm. In Verbindung mit Zitrone ergibt diese Mixtur ein köstliches Getränk.

Gehen Sie rechtzeitig ins Bett, damit Sie genügend Schlaf erhalten

Mit dem Schlafen ist es so eine Sache. Einige Menschen schlafen viel, d. h. sie liegen bis weit in den Vormittag im Bett und nennen das Schönheitsschlaf. Andere Menschen gönnen sich zuwenig Schlaf. Normal sind etwa sechs bis sieben Stunden, wobei insbesondere auf die Qualität, d. h. auf die Tiefschlafphase zu achten ist. Diese besonders erholsame Periode können Sie verlängern, wenn Sie sich vor dem Einschlafen mit positiven Gedanken darauf einstimmen. Gönnen Sie Ihrem Körper genügend Ruhezeit. Er hat es nötig, denn Sie fordern ihn in den kommenden Tagen. Bitte denken Sie auch nicht, Sie würden den fehlenden Schlaf in den Ferien oder im Urlaub nachholen. Schlaf kann nur sehr beschränkt vor- oder nachgeholt werden. Wird dem Körper Schlaf vorenthalten, reagiert er mit Nervosität, Konzentrationsschwäche, erhöhtem Vitaminbedarf, depressiven Anwandlungen – und vorzeitigen Alterserscheinungen.

Richten Sie Ihren Schlaf am Vorabend so ein, dass Sie am ersten Vorbereitungstag eine Viertelstunde früher aufstehen als sonst. Diese 15 Minuten benötigen Sie für die zusätzlichen Verrichtungen am Morgen. Falls notwendig, stellen Sie den Wecker eine Viertelstunde früher ein.

Das zeitige Aufstehen ist elementar wichtig. Stress und Hektik am Morgen sind dem Erfolg sehr abträglich. Das gleiche gilt für Unausgeschlafenheit.

Verdauung

Sorgen Sie dafür, dass Sie am Morgen des ersten Vorbereitungstages, möglichst gleich nach dem Aufwachen, einen normalen, weichen Stuhlgang haben werden. Wenn Ihre Verdauung unregelmässig funktioniert oder wenn Sie unter chronischer Verstopfung leiden, dann sollten Sie am Vortag viel Wasser trinken (mindestens drei Liter) und ein leichtes Abführmittel nehmen. Es ist unbedingt erforderlich, dass Sie während der Vorbereitungstage einen regelmässigen Stuhlgang haben.

Das entspannende Bad

Sollten Sie unter Einschlaf- oder Schlafstörungen leiden, bitte ich Sie, unmittelbar vor dem Zubettgehen ein Bad zu nehmen. Verwenden Sie dafür aber kein tonisierendes Badesalz. Steigen Sie vielmehr ins Wasser und lassen Sie langsam etwas warmes Wasser nachlaufen. Steigern Sie so die Wassertemperatur langsam und kontinuierlich. Entspannen Sie sich. Träumen Sie. Malen Sie sich aus, wie herrlich und frei Ihr Leben sein wird ohne die lästige Angewohnheit zu rauchen. Sollte Ihnen das nicht gelingen, dann träumen Sie von den Ferien oder von einem anderen für Sie angenehmen Erlebnis.

Nach dem Bad trocknen Sie sich ab und gehen ins Bett. Hängen Sie auch hier weiter angenehmen Gedanken nach. Alles Negative, alle Angst weisen Sie strikte und hartnäckig immer wieder weg. Bleiben Sie stur bei Ihren angenehmen Gedanken. Hier und heute hat nur Erfreuliches Platz. Alles andere weisen Sie konsequent zurück.

Ja, ab morgen gilt es ernst. Sie müssen aber keine Angst haben, ich helfe Ihnen immer wieder. Verlassen Sie sich ruhig auf meine Ratschläge.

Mit einer guten Planung ist der halbe Krieg bereits gewonnen. Sie werden, wie viele andere auch, bestimmt als Sieger hervorgehen.

3 Der erste Vorbereitungstag

3. Der erste Vorbereitungstag

Ausgangslage:

Sie wollen Nägel mit Köpfen machen und das Rauchen ein für allemal aufgeben. Dazu haben Sie sich vorbereitet, Sie haben Zitrone, Früchte, Ahornsirup usw. gekauft, ein gutes Foto hervorgekramt und sind jetzt bereit, den ersten Vorbereitungstag in Angriff zu nehmen.

Der erste Morgen
Sie stehen mindestens eine Viertelstunde früher als normal auf und durchlaufen einen morgendlichen Parcours, bestehend aus Früchten, Zitronensaft, Waschen, Atmen und Aktivbild. Sie haben sich geschworen, für vier Tage auf Alkohol zu verzichten und Ihren Kaffeekonsum bestmöglich einzuschränken.

Der erste Vormittag
Sie lernen die Macht Ihres Willens kennen. Mit Disziplin ist viel zu erreichen, das erleben Sie hautnah.

Das erste Mittagessen
Sie beschränken sich wohlweislich auf Früchte und ergänzen sie in Ausnahmefällen durch Vollkorntoast, Kartoffeln oder Gemüse. Sie lernen, dass Zucker und Salz Geschmacksräuber sind, die es so gut als irgend möglich zu vermeiden gilt, denn sie rauben jede tiefe Freude am Essen.

Der erste Nachmittag
Sie lernen weitere wichtige Zusammenhänge, insbesondere die durch das Rauchen eingeübte körperliche Automatik und wie man sie durch Berührungen bricht.

Der erste Abend
Sie hüten sich wohlweislich, in den rauchgeschwängerten Fernsehsessel zu versinken. Sie sind vielmehr aktiv, bereiten sich ein schmackhaftes Gemüsegericht zu und machen dann einen kleinen Spaziergang.

Sie sorgen vor für den kommenden zweiten Tag, indem Sie z. B. das Zitronengetränk zubereiten.

Ziel des ersten Tages

Es geht in den Vorbereitungstagen nicht darum, sich das Rauchen langsam abzugewöhnen. Ein solches Vorgehen würde Ihnen nichts als Stress und Frust bringen. Es geht darum, Ihren Körper und Ihren Geist so vorzubereiten und einzustimmen, dass Sie am Ende der Vorbereitungstage das Rauchen mühelos und ohne Entzugserscheinungen ein für allemal aufgeben können und das auch unbedingt wollen. Die vier Tage schulen Sie deshalb auch in einer für den Erfolg wesentlichen Disziplin: Sie lernen, konsequent vorzugehen.

3.1 Die vier Vorbereitungstage

Wie Sie bereits wissen, ist die vollständige und wortgetreue Erfüllung aller Massnahmen und Anweisungen Voraussetzung für den Erfolg. Da Sie nun unmittelbar vor dem Beginn der vier Tage stehen, will ich ganz offen sein: **Die vier Vorbereitungstage verlangen Einsatz.** Das hier aufgezeichnete Programm ist anspruchsvoll, aber gerade deshalb überaus erfolgreich. Nehmen Sie also das Opfer, sofern es für Sie ein Opfer sein sollte, auf sich und folgen Sie wörtlich allen Anweisungen. Wenn meine Anweisungen für diese vier Tage für Sie eine grosse Lebensumstellung darstellen, dann trösten Sie sich damit, dass es lediglich vier Tage sind. Diese kurze Zeit stehen Sie durch. Garantiert.

Bitte seien Sie ehrlich zu sich selbst, denn davon hängt der Erfolg ab. Sollten Sie in diesen vier Tagen ausrutschen, abweichen oder sollte Ihnen sogar etwas Grosses dazwischenkommen, etwa in Form eines Rausches, dann stehen Ihnen zwei Möglichkeiten offen:

- Sie können den einen Tag, an dem Sie nicht alle Erfordernisse erfüllt haben, wiederholen und kommen dann auf insgesamt fünf oder mehr Tage.

- Sie brechen ab und starten zu einem späteren Zeitpunkt neu.

Die erste Lösung ist dann angebracht, wenn es sich bei der Abweichung um eine Kleinigkeit handelt. Die zweite Lösung ist die wesentlich ehrlichere Variante, denn in Tat und Wahrheit gibt es keine Kleinigkeiten in diesem Programm. Jeder einzelne Punkt ist wichtig.

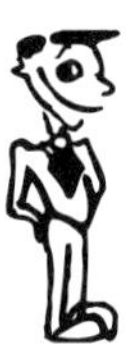

Ihnen kann ich es ja sagen: Ich habe einen Tag wiederholt – und habe es dann geschafft. Aber er hat schon recht. Ehrlicher wäre gewesen, abzubrechen und die ganze Übung zu einem späteren Zeitpunkt neu zu starten.

3.2 Das Ziel der Vorbereitungstage

Die Vorbereitungstage sind dazu da, Ihre neue Lebensgewohnheit einzuüben. In diesen Tagen geben Sie sich, d. h. Ihrem Geist und Ihrem Körper Gelegenheit, sich umzustellen. Sie knacken den Psychoterror nicht nur, sondern wandeln ihn um, d. h. Sie bauen Ihre eigene mentale Welt auf. Sie überspielen die jahrzehntelang eingeimpfte Manipulation, löschen sie und übersteuern sie mit Ihren eigenen Gedanken und Meinungen. Gleichzeitig helfen Sie Ihrem Körper bei seinem Bemühen, das Gift so rasch und so vollständig als möglich loszuwerden.

Die Vorbereitungstage dienen also dazu, sich optimal auf die Stunde Null vorzubereiten. In all dieser Zeit werden Sie wohl unbewusst weniger rauchen. Sie werden sehen, dass sowohl das gierige körperliche Verlangen abnimmt, und dass sich auch die Lust auf einen neuen Glimmstengel rasch verringert. Sie arbeiten auf der körperlichen und mentalen Ebene, und diese Arbeit zeitigt zusehends Früchte.

Achtung: Verkrampfen Sie sich nicht in diesen Vorbereitungstagen. Es geht nicht darum, sich das Rauchen langsam abzugewöhnen, denn das wäre eine dauernde Quälerei. Sie bereiten in diesen Tagen vielmehr den Körper und den Geist auf die Stunde Null vor. Auf jene Stunde, in der Sie aus vollster Überzeugung sagen: «Jawohl, das Rauchen lasse ich. Ein für allemal.» Diesen Entscheid bereiten Sie vor. Und zwar so, dass er willentlich und aus vollster Überzeugung erfolgt. So hält er für den Rest des Lebens. Ohne Reue, ohne Angst, ohne Schwierigkeiten, ohne Entzugserscheinungen.

Beispiel

Johann war ein ausgesprochen starker Raucher. Seine Nerven waren so zerrüttet, dass er reihenweise jeweilen neue Zigaretten am Stummel der alten anzündete. Als er alle meine Erklärungen zur Planung kannte, sagte er zu mir: «Verstandesmässig sehe ich das alles ein, aber ich glaube nicht, dass das Aktivbild und der Zitronensaft einen Entschluss auslösen werden.» Ich schloss eine Wette mit ihm ab und sagte: «Wenn Du mir den Nachweis dafür lieferst, dass Du alle meine Anweisungen wörtlich befolgst, und wenn Du nach vier Tagen nicht völlig anders denkst, dann zahle ich Dir hundert Franken.» Er antwortete: «Einverstanden. Du weisst, dass meine Frau neben mir arbeitet. Ich bin bereit, mich von ihr kontrollieren zu lassen. Mach die hundert Franken mal locker.» Er hat sie nie verlangt, sondern das Rauchen aufgegeben. Er schaffte es ohne Probleme.

Johann glaubte nicht an meine Methode, er glaubte eigentlich auch nicht daran, dass er es schaffen würde. Trotzdem ist es ihm gelungen. Ich versichere Ihnen: Auch Sie werden Erfolg haben. Sie erhöhen Ihre Chance natürlich, wenn Sie an den Erfolg glauben. Aber meine Methode ist so einfach und so wasserfest, dass sie auch rein mechanisch ausgeführt werden kann. Sie führt unweigerlich zum Erfolg.

Betrachten Sie die Vorbereitungstage als ein Akklimatisieren. Sie sind in das Land Ihrer Träume gereist, Sie haben eine lange Reise hinter sich, und Sie benötigen jetzt etwas Zeit, sich einzugewöhnen. Vorerst ist alles neu und ungewohnt, aber ab dem Tag X bewegen Sie sich wie ein Bürger des neuen Landes.

Sehen Sie die Vorbereitungstage wie einen Stellenwechsel. Während der ersten paar Tage an der neuen Stelle ist alles ganz anderes. Viele neue Eindrücke stürzen auf Sie ein, Sie lernen neue Arbeitsmethoden kennen, Sie müssen von alten Meinungen und Gepflogenheiten Abschied nehmen. Sie müssen sich auf den Chef, das Betriebsklima, die Arbeitszeit, die Kollegen usw. einstellen. Nach der Einführungszeit ist all das Neue für Sie selbstverständlich, und Sie sind dann ein Betriebsangehöriger der neuen Firma.

Um es noch einmal deutlich zu sagen: In der Vorbereitungszeit tun Sie so, als wären Sie bereits von Ihrer Sucht befreit. Sie üben alle Praktiken fleissig ein und lassen sich nicht aus der Ruhe bringen, wenn Sie sich trotzdem beim Rauchen ertappen.

Alle meine Anweisungen schreibe ich so, als hätten Sie Ihre Sucht bereits überwunden. Sie aber sind noch am Üben. Da Sie noch im Training sind, entsteht bei Ihnen kein Stress, wenn Sie sich mit einer Zigarette wiederfinden.

Beobachten Sie sich andererseits, wie wenn Sie einer anderen Person zusehen würden. Sie werden rasch feststellen, dass der Heisshunger, die Intensität und die Häufigkeit des Rauchens zusehends abnehmen in diesen Vorbereitungstagen. Lassen Sie das alles ganz natürlich geschehen.

Ganz meiner Natur entsprechend ging ich die Sache damals völlig locker an. Und ich habe es mit Leichtigkeit geschafft. Ja gut, um ehrlich zu sein, einen Tag musste ich wiederholen. Aber am Schluss zählt das Resultat, nicht wahr? Hätte ich von Anfang an alles richtig gemacht, hätte ich es schneller geschafft. Ich bin sicher, Sie sind klüger als ich und nehmen seinen Rat an.

Nutzen Sie die Chance der Vorbereitungstage voll aus. Folgen Sie dem eingeschlagenen Pfad zu Ihrer persönlichen Freiheit und Unabhängigkeit.

3.3 Der erste Morgen

Das Aufwachen

Aus meiner Beratung weiss ich, dass für viele Menschen die erste Zigarette am Morgen die wichtigste des ganzen Tages ist. Stehen Sie also rasch auf und verhindern Sie so das lange Nachdenken bzw. das Aufschaukeln der Gier. Stehen Sie auf und trinken Sie ein Glas Zitronensaft. Dann suchen Sie die Toilette auf.

Frühstück/Vitamine

Dann frühstücken Sie. Als Frühstück essen Sie frische Früchte. Oder trinken einen frisch ausgepressten Fruchtsaft. Aber bitte wirklich nur einen *frisch zubereiteten* Saft aus frischen Früchten. Dann nehmen Sie die Nahrungsergänzungsmittel, d. h. die Vitamine nach Anweisung. Nichts sonst. Essen Sie allerdings so viele Früchte, wie Sie gerne möchten. Aber wirklich erst, nachdem Sie auf der Toilette gewesen sind. Sollte Ihr Stuhlgang nicht funktionieren, dann schieben Sie das Frühstück hinaus. Nehmen Sie die Früchte mit zur Arbeit. Trinken Sie in diesem Fall als Ersatz Zitronensaft.

Viele Menschen wagen nicht, an ein Aufgeben zu denken, weil sie sich vor Hunger fürchten. Aus diesem Grund betone ich hier nochmals, dass Sie zum Frühstück und über den ganze Vormittag verteilt so viel Früchte essen dürfen, wie Sie gerne möchten.

Alkohol und Kaffee

Damit wir uns in bezug auf Getränke richtig verstehen: Wenn ich hier von trinken spreche, dann meine ich immer nur Wasser, Zitronensaft oder auch Kräuter- oder Früchtetee. Alkohol ist während der Vorbereitungstage absolut verboten – und zwar in jeder Form, und jeder Tropfen davon. Auch koffeinhaltige Getränke wie Kaffee, Schwarztee, Cola usw. sollten Sie meiden.

Kaffee hat eine ähnliche Wirkung wie das Rauchen (Nikotin und Koffein sind irgendwo verwandte Stoffe!). Deshalb steigert der Konsum von Kaffee Ihre Gier nach Zigaretten. Zudem spielt Koffein ähnlich derb mit Ihren Nerven wie Nikotin, d. h. es macht Sie nervös, fahrig, und Ihre Konzentrationsfähigkeit leidet. Meiden Sie koffeinhaltige Getränke wie die Pest. Wenn es gar nicht anders geht, dann versuchen Sie es mit Malzkaffee als Ersatzprodukt. Hände weg von koffeinfreiem Kaffee. Auch die Light-Zigaretten sind abgespeckt und abgemagert – und halten die Gier dennoch aufrecht, denn die meisten Schadstoffe sind trotzdem vorhanden. Sollte Ihnen trotz all dieser Vorschläge der Verzicht auf Kaffee nicht vollständig gelingen, dann trinken Sie nach jeder Tasse Kaffee bitte umgehend die doppelte Menge lauwarmes Wasser. Versprechen Sie mir das?

Wasser

Wenn ich von Wasser spreche, dann meine ich das ganz gewöhnliche Trinkwasser und nicht etwa Mineralwasser oder sonst irgendein Süssgetränk, insbesondere nicht eine Cola oder Eistee oder einen Energy-Drink. Sollten Sie kein Trinkwasser haben oder Ihrem Wasser nicht trauen, dann verwenden Sie Mineralwasser **ohne** Kohlensäure. Kohlensäure ist ein Abfallprodukt unseres Körpers, wir atmen es aus. Es macht denkbar wenig Sinn, unserem Organismus etwas zuzuführen, was er ohnehin wieder ausscheiden muss. Kohlensäure ist ein Sauerstoffräuber.

Sie aber benötigen so viel Sauerstoff wie irgend möglich, denn ein klarer, wacher Verstand ist eine der Voraussetzungen für den Erfolg.

Zitronensaft

Sie trinken jeden Tag zwei Liter Zitronensaft und zusätzlich so viel Wasser, wie Sie mögen. Diese Menge trinken Sie, neben den Gläsern am frühen Morgen, **zwischen** den Hauptmahlzeiten, und zwar mit einem zeitlichen Abstand von einer Stunde vor bzw. nach den Mahlzeiten. Zu den Mahlzeiten trinken Sie nichts. Um jedes Missverständnis auszuschliessen: Wenn Ihre Mahlzeiten um 7.00, 12.30 und 19.00 Uhr liegen, dann dürfen Sie in den Zeiten von 8.00 bis 11.30 und 13.30 bis 18.00 und nach 20.00 Uhr trinken.

Kontrollieren Sie Ihren Konsum, indem Sie den Saft wie vorgeschlagen in Literflaschen abfüllen und die zu trinkende Menge mit sich tragen. Am Abend kommen Sie mit leeren Flaschen heim. Durch diese einfache Kontrolle entfällt jedes Zählen von Gläsern oder Ausrechnen der getrunkenen Menge.

Nachdem Sie wissen, dass der Zitronensaft gut schmeckt, bitte ich Sie, sich dieses Getränk zum Liebling Nummer eins zu machen. Sie brauchen dabei nichts zu befürchten. Es ist absolut ungefährlich. Genauer gesagt ist es heilsam, denn sowohl die Zitrone als auch der Ahornsirup enthalten für den Organismus wichtige und notwendige Substanzen, insbesondere Vitamine und Mineralstoffe. Sie könnten ohne weiteres über Wochen allein von diesem Zitronensaft leben und würden dabei keinerlei Mangelerscheinungen erleiden.

Zudem ist die Zitrone ein hervorragendes Reinigungs- und Entschlackungsmittel. Sie hilft Ihnen, die suchtbildenden Substanzen auszuscheiden, d. h. alte Depots aufzulösen und abzubauen. Dieser Prozess wird durch die Spritzer Cayennepfeffer verstärkt.

Machen Sie den Zitronensaft zu Ihrem Lieblingsgetränk. Variieren Sie die Menge Ahornsirup gelegentlich, damit Sie Abwechslung haben.

Ich bitte Sie hier nochmals, alle meine Anweisungen wortwörtlich umzusetzen. Anhand des Cayennepfeffers kann ich gut erklären, warum. Pfeffer ganz allgemein, und der Cayennepfeffer insbesondere, wirkt wie eine kleine Provokation auf die Magenschleimhäute. Er reizt Ihren Verdauungsapparat, auch alte Verkrustungen und Ablagerungen zu lösen und auszuscheiden. Dieser Prozess ist hochwillkommen. **Übertreiben Sie es aber nicht.** Einige wenige Spritzer Pfeffer genügen. Eine grosse Menge Cayennepfeffer wäre so stark, dass Sie damit eine mittlere Magenblutung auslösen könnten!

Wenn Sie so viel trinken, wie ich vorschlage, dann werden Sie vermutlich im Magen ein Plantschen oder Glucksen hören. Und zudem werden Sie während des Tages öfters zur Toilette gehen müssen. Das ist nicht nur normal, sondern ein gutes Zeichen dafür, dass Ihr Körperumsatz läuft und dass Fremdstoffe ausgeschieden werden.

Die Wichtigkeit des Wassers möchte ich hier nochmals unterstreichen. Unser Körper besteht zu etwa zwei Dritteln aus Wasser. Wir verlieren durch die Atmung, durch Schwitzen und durch Ausscheidungen laufend grössere Wassermengen. Sie zu ersetzen, ist wesentlich wichtiger als Essen. Und noch etwas: Das Gehirn besteht sogar zu 75% aus Wasser. Nähren Sie es reichlich, trinken Sie!

Sollten Sie, aus welchem Grund auch immer, den Zitronensaft nicht mögen, dann beschaffen Sie sich einen Entschlackungstee. Lassen Sie sich von kompetenter Stelle beraten. Es muss ein ausgewogenes Getränk sein, denn Sie nehmen es über einen längeren Zeitraum ein. Als Alternative aus meiner Sicht eignet sich beispielsweise der Calli-Tee, ein Kräutertee, der nach der traditionellen chinesischen Medizin und der Lehre der Fünf Elemente hergestellt wird. Da dieser Tee wohl schwieriger zu beschaffen ist als Zitrone und Ahornsirup, bleibt das Zitronengetränk erste Wahl.

Atmen

Im Ablauf heute morgen hatten wir bis jetzt die Toilette, das Wasser, den Zitronensaft, das Frühstück bzw. die Früchte. Nun kommt das Atmen. Öffnen Sie das Fenster und gönnen Sie Ihrem Organismus eine tüchtige Ration Sauerstoff. Atmen Sie während mindestens drei Minuten kräftig in den Bauch ein und aus. Kontrollieren Sie sich mit der Uhr. Drei Minuten sind wenig, wenn man es liest, aber wenn man am Fester steht, können sie sich dehnen. Dieses Atmen weckt Ihre Lebensgeister zuverlässiger als jede Zigarette und auch als jeder Kaffee.

Waschen

Als nächstes gehen Sie ins Bad und nehmen Ihre übliche Dusche oder Ihr Bad. Putzen Sie auch die Zähne wie üblich.

Sollten Sie nicht richtig voll und ganz wach sein, etwa, weil Ihnen der Kaffee fehlt, dann nehmen Sie einen Waschlappen, halten ihn unter das kalte Wasser und beginnen den linken Arm langsam abzureiben. Kühlen Sie den Waschlappen mehrmals und reiben Sie Ihren Arm so lange ab, bis sich die Haut rötet. Den gleichen Vorgang wiederholen Sie beim rechten Arm. Frottieren Sie sich gründlich ab.

Lassen Sie es am ersten Morgen bei den Armen bewenden. Die nächsten Tage können Sie auch die Beine und/oder den Oberkörper kalt abwaschen und abrubbeln.

Wenn Sie kaltes Wasser grundsätzlich verabscheuen, reiben Sie Ihre Arme mit einem Sisalhandschuh ab. Damit erzielen Sie eine ähnlich gute Wirkung.

Sie werden sehen, dass das kalte Abwaschen mit anschliessendem Frottieren die Lebensgeister wesentlich nachhaltiger weckt als jeder Kaffee. Kaffee hat nämlich eine ähnliche Eigenschaft wie Nikotin. Er weckt zwar im ersten kleinen Augenblick, aber dieser wünschenswerte wache Zustand hält nicht lange an. Ganz im Gegenteil bewirkt Kaffee danach ein erhebliches Abfallen der Leistung.

Aktivbild

Nun haben Sie Ihre Toilette vollständig beendet und Sie ziehen sich an. Bevor Sie das Haus verlassen, kommt das Schönste am Morgen. Setzen Sie sich an einen absolut ruhigen Ort und beginnen Sie, das Aktivbild zu essen. Essen? Ja, die Beschäftigung mit dem Aktivbild ist ein geistiges Essen. Lesen Sie den Text laut und betrachten Sie das Bild. Versuchen Sie, alles um sich herum zu vergessen und sich voll und ganz auf das zu konzentrieren, was da steht. Weisen Sie jeden störenden, widersprüchlichen Gedanken konsequent von sich. Lesen Sie hartnäckig und ganz stur, was da steht. Immer und immer wieder. Verbannen Sie alles, aber auch wirklich alles, was diesen Worten auch nur im Ansatz widersprechen würde.

Nehmen Sie das Aktivbild als Versprechen an sich selbst.

Nehmen Sie die Worte des Aktivbildes als die reine Wahrheit und nichts als die Wahrheit.

Legen Sie sich geistige Scheuklappen an und sprechen Sie stur vor sich hin und betrachten Sie dabei das Bild. Kontrollieren Sie sich auch hier mit der Uhr. Nach fünf Minuten markieren Sie Ihre Lesung mit einem Strich unten auf dem Aktivbild, stehen auf, strecken und dehnen sich, packen das Aktivbild, die Früchte und den Zitronensaft ein und gehen zur Arbeit. Auf dem Arbeitsweg hängen Sie intensiv dem Gelesenen nach. Weisen Sie weiterhin jeden Zweifel, jeden abschweifenden Gedanken stur und konsequent zurück. Argumentieren Sie mit Ihren zweifelnden Gedanken: «Es steht da, also ist es richtig!» Wenn Sie jemals in Ihrem Leben stur und hartnäckig gewesen sind, hier sind die Stelle und der Moment, in dem Sie sich selbst übertreffen. Schliessen Sie die Augen für alles andere. Nur das Aktivbild zählt. Was da steht, ist Ihr Leben. Davon hängt Ihre ganze Zukunft ab. Bleiben Sie stur.

Uff, ein ganzer Rattenschwanz, was er uns da zumutet, der Herr Autor.

Haben Sie es geschafft? Nein? Dann hier mein Tip. Tun Sie unbedingt mindestens folgendes:

- ☐ Sofort aufstehen
- ☐ Ein Glas lauwarmes Wasser trinken
- ☐ Ein Glas Zitronensaft trinken
- ☐ Zur Toilette gehen
- ☐ Früchte essen oder frischen Fruchtsaft zum Frühstück trinken
- ☐ Vitamine zu sich nehmen
- ☐ Tüchtig durchatmen
- ☐ Duschen/waschen und sich danach definitiv aufwecken durch kaltes Abwaschen
- ☐ Das Aktivbild intensiv lesen, studieren, meditieren
- ☐ Zur Arbeit gehen

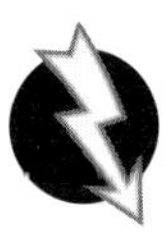

Sie haben alle Anweisungen befolgt? Gratulation! Weiter so!

3.4 Der erste Vormittag

Knüppel aus dem Sack

Jedes Mal, wenn die Gier nach einer Zigarette aufsteigt, greifen Sie zum Zitronensaft. Verwenden Sie zudem das Aktivbild wie einen Knüppel aus dem Sack. Hervorziehen, lesen, wieder einstecken. Sie werden sehen, dass Ihr eigenes Gedankengebäude in bezug auf die Zigaretten Wunder wirkt und systematisch beginnt, die Lügen der Werbung zu übersteuern. Das tun Sie nicht nur heute, sondern während der ganzen Vorbereitungszeit.

Setzen Sie Ihren Willen ein

Denken Sie daran, dass die Gier nach einer Zigarette lediglich etwa drei Minuten dauert. Das können Sie selbst kontrollieren. Wenn die Sucht aufsteigt, legen Sie die Uhr neben sich. Sagen Sie sich: «Eine Minute kann ich gut durchhalten ohne Zigaretten. Ich bleibe Sieger.» Sehen Sie, wie der Zeiger vorwärtsrückt, und denken Sie intensiv an Ihren Sieg. Nach einer Minute sagen Sie sich: «Eine Minute habe ich geschafft, es wäre gelacht, wenn ich es nicht eine zweite Minute schaffen würde. Ich bin und bleibe Sieger.» Wiederum denken Sie nur an Ihren Sieg und betrachten den Zeiger. Das gleiche tun Sie für die dritte Minute. Nach diesen drei Minuten werden Sie feststellen, dass die zwingende Lust auf diese Zigarette so gut wie verflogen ist. Sie haben den Bann gebrochen.

Willensanstrengung stärkt Ihre Disziplin.

Solche Kraftakte Ihres Willens sind wichtig für Ihr Selbstbewusstsein. Und auch, um zu erkennen, dass die Gier tatsächlich abflaut. Und um festzustellen, dass Sie in Ihrem innersten Wesen Nichtraucher sind, d. h. dass die Sucht im wahrsten Sinne des Wortes anerzogen ist und keine eigentliche Gewalt über Sie hat. Muten Sie sich solche Anstrengungen aber nicht dann zu, wenn Sie in beruflicher Hochspannung oder unter Dauerstress stehen, sondern nur dann, wenn Sie sich dazu auch fit fühlen. Im hektischen Alltag nehmen Sie einen Schluck Zitronensaft, rufen sich das Aktivbild in Erinnerung und kümmern sich nicht weiter darum, ob Sie rauchen oder nicht rauchen. Was zählt, ist das Endergebnis. Das Rauchen jetzt bereits aufgeben zu wollen, ist reine Überforderung. Sie haben erst gerade begonnen mit der Therapie. Geben Sie sich etwas Zeit. Konzentrieren Sie sich auf die Schritte, die ich Ihnen hier vorgebe, und Sie werden Ihr Ziel mit Sicherheit und System erreichen.

Wille und Disziplin sind grosse Mächte, mit denen Sie viel erreichen können. Da der Wille durch das Unterbewusstsein unterwandert werden kann, sollte man sich nicht allein darauf verlassen. Deshalb lernen Sie neben der reinen willentlichen Kraftanstrengung unterstützende Methoden, die Sie als ganzheitlichen Menschen sorgfältig und eingehend auf das Aufgeben vorbereiten.

3.5 Das erste Mittagessen

Früchte

Ihr Mittagessen besteht heute aus Früchten. Essen Sie davon, so viel Sie möchten. Kombinieren Sie was immer Sie Lust haben.

Zu den Früchten zähle ich auch roh geniessbare Fruchtgemüse wie z. B. Tomaten (Paradeiser) und Avocados.

- Früchte sind Vitaminbomben.
- Früchte sind Gehirnnahrung.
- Früchte enthalten viel Wasser.
- Früchte kann man ohne lange Zubereitung und ohne viele Hilfsmittel überall essen.
- Von Früchten kann man sich den Magen nicht verderben, denn angefaulte Früchte signalisieren mit ihrem Aussehen und ihrem Geschmack, dass sie nicht mehr geniessbar sind.
- Früchte belasten den Verdauungsapparat so gut wie gar nicht, d. h. Sie werden sich am Nachmittag nicht müde fühlen.

Oft wird die Befürchtung geäussert, Früchte würden den Organismus übersäuern. Keine Angst, Früchte sind unserem Organismus hervorragend angepasst. Genaugenommen sind Früchte die wohl natürlichste und ursprünglichste menschliche Nahrung. Früchte, und zwar auch alle jene, die im ersten Augenblick sauer schmecken, also beispielsweise Zitronen, wandeln sich in Fruchtzucker um. Diese Substanz kann von unserem Körper direkt und sofort aufgenommen werden. Früchte verdaut unser Organismus innerhalb von etwa zwei bis drei Stunden. Für Gemüse arbeitet er etwa vier Stunden, für Fleisch müht er sich etwa sechs bis acht Stunden ab, für scharfe Gewürze, verfeinerte Speisen und fetthaltige Kost schuftet er bis weit über zwölf Stunden. Allein diese Tatsache lässt erahnen, wie gut verträglich Früchte für unseren Körper sind.

Da ist allerdings ein Punkt: Weil Früchte so rasch verdaut werden besteht eine grosse Kollisionsgefahr. Früchte sollten nie als Nachspeise missbraucht werden. Früchte als Nachtisch verhalten sich wie ein ICE, der mit voller Geschwindigkeit auf einen träge dahinratternden, schwerfälligen Güterzug auffährt. In einem solchen Fall die Schuld an Gasen und Blähungen den Früchten zuzuschreiben ist wohl mehr als kurzsichtig.

Essen Sie Früchte nie **nach** einer Mahlzeit, sondern immer nur vor einer Mahlzeit oder als Hauptspeise.

Vielleicht wunderten Sie sich, dass ich so grosses Gewicht auf den morgendlichen Gang zur Toilette legte. Die Erklärung liegt in der Eigenschaft der Früchte. Sie sind ein Supernahrungsmittel – aber man sollte diesem ICE wirklich freie Bahn schaffen. Tun Sie das, erleben Sie wahre Wunder in bezug auf klaren Kopf und

Leistungsfähigkeit. Und das ist genau das, was Sie benötigen: einen wachen Verstand und klares Denkvermögen. Sie müssen dringend das Dickicht und die Lügen der bisherigen Gehirnwäsche durchschauen.

Hunger

Für viele Menschen ist ein kleiner Lunch zu Mittag normal. Für sie dürften Früchte die ideale Nahrung sein. Sie empfinden auch keinerlei Hungergefühle. Sollten Sie an ausgiebige Mahlzeiten und schwere Gerichte gewöhnt sein, sind Früchte eine Herausforderung. Nehmen Sie diese Herausforderung an. Versuchen Sie es.

Überbrücken Sie Hungergefühle auch mit Zitronensaft. Davon dürfen Sie ruhig auch mehr als die vorgeschlagenen zwei Liter trinken.

Überbrücken Sie Hungergefühle auch mit Früchten zwischendurch. Davon dürfen Sie so viel und so oft essen, wie Sie möchten. Das ist so lange ungefährlich, als Sie Ihrem Magen keinen langsamen Güterzug zumuten.

Sollten Sie trotz allem unter nagendem Hunger leiden und es nicht mehr aushalten, dann behelfen Sie sich mit folgenden Lebensmitteln:

- Ein **Toast**. Kaufen Sie Vollkorntoast und toasten Sie ihn.
- Gebackene **Kartoffeln**. Schneiden Sie die Kartoffeln in Scheiben, geben Sie sie auf ein Backblech und backen Sie sie langsam im Rohr. Würzen Sie die Kartoffeln beispielsweise mit Kümmel oder Estragon. Vorsicht: Salz ist kein Gewürz, sondern ein Mineral. Meiden Sie Salz!
- Gedämpftes **Gemüse**. Auch hier würzen Sie, salzen aber nicht.
- **Nüsse**. Verwenden Sie verschiedene Nüsse (ohne Erdnüsse) massvoll als Ergänzung zu den Früchten. Sowohl Früchte als auch Nüsse können sehr gut als Snacks und als kleine Mahlzeiten zwischendurch dienen.

Für mich waren Früchte bestenfalls gut genug für einen Nachtisch. Dass sie Hauptnahrungsmittel sein sollten, kam mir mehr als komisch vor. Bis ich es ausprobierte. Wissen Sie, was das Erstaunlichste für mich war? Ich hatte keinen Hunger. Und war nach dem Essen nicht mehr müde. Und konnte jederzeit und überall essen. Ach, was soll ich Ihnen weiter vorschwärmen? Sie sind doch genau gleich wie ich damals, Sie glauben es ohnehin nicht. Also gibt es für Sie nur einen Weg: Kaufen Sie Früchte und essen Sie sie! Aber genau so, wie er das sagt, denn wo er recht hat, da hat er recht, der Autor.

Salz, Zucker, Gewürze, Instant, Light...

Salz und Zucker wirken ähnlich wie Kaffee, sie erhöhen die Gier nach Zigaretten. Da sie in praktisch allen vorbereiteten Lebensmitteln in grossen Mengen auftreten, bitte ich Sie, während der Vorbereitungstage Ihr Essen selbst zuzubereiten. Meiden Sie, soweit möglich, Restaurants, meiden Sie Büchsenkonserven, meiden Sie Kartonkonserven, meiden Sie Instant- und Light-Produkte, meiden Sie vorgefertigte Saucen, Riegel, Schokolade, Süssigkeiten, Süssgetränke aller Art. Kaufen Sie frische Produkte und kochen Sie – so weit Sie wirklich kochen wollen oder müssen – selber. Wenn Sie während dieser vier Vorbereitungstage nicht auf Fleisch verzichten möchten, dann kaufen sie einen mageren Fisch und grillieren Sie ihn zusammen mit Kräutern. Das ist weit bekömmlicher und geschmacksintensiver als jedes Salzen und jede Marinade.

Wenn Sie nicht vollständig auf Salz verzichten können, dann kaufen Sie ein Kräutersalz.

Wenn Sie nicht vollständig auf Zucker verzichten können, dann verwenden Sie den Ahornsirup zum Süssen oder kaufen ein Produkt wie z. B. Birnel, ein Birnenkonzentrat, oder ein Produkt aus der sehr süssen Pflanze Stevia. Verwenden Sie keinen Zucker, in keiner Form, auch nicht künstlichen Zucker bzw. Süssstoffe. Ziehen Sie Ahornsirup auch dem Honig vor.

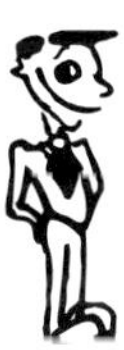

Ich fand das mit dem Salz, den Gewürzen und dem Zucker ja stark übertrieben. Bis ich mich tatsächlich dabei ertappt habe, das ich nach einem üppigen Essen wie ein Schlot paffte. Genaugenommen ist die Negativliste noch viel länger. Sie lautet:

– Salz in jeder Form

– Zucker in jeder Form

– Scharfe Gewürze wie z. B. Senf, Chili, scharfe Paprika, Meerrettich, Pfeffer (ausser der Prise Cayennepfeffer im Zitronensaft)

– Instant- und Light-Produkte, da sie viel Salz, Zucker und Zusatzstoffe enthalten

– Industriell vorgefertigte Produkte, da auch sie viel Salz, Zucker und Zusatzstoffe enthalten

– Schwere, fetthaltige Gerichte

– In Öl oder Fett gebratene Gerichte

– Durch Käse, Rahm, Alkohol usw. verfeinerte Gerichte

– Alles, was im Fett gebacken wird oder fritiert oder paniert ist

Nutzen Sie den Rest Ihrer Mittagspause für das Aktivbild. Sie benötigen bis heute abend den Nachweis, dass Sie mindestens fünfmal intensiv mit Ihrem Aktivbild gearbeitet haben.

> Lernen Sie Früchte als wohl ursprünglichste und natürlichste menschliche Nahrung kennen und schätzen. Damit helfen Sie Ihrem Geist und Ihrem Körper, die Folgen des Nikotins besser und rascher loszuwerden.

3.6 Der erste Nachmittag

Die Berührung

Sicher kennen Sie spöttische Bemerkungen über die Zigaretten wie z. B. «Schnuller» oder «orale Befriedigung für Erwachsene». Wir mögen darüber lächeln, trotzdem hat auch hier der Volksmund recht. Als Raucher heben Sie jeden Tag einige hundertmal Ihren Arm, Sie berühren Ihren Mund und bewegen Ihre Lippen. Was tagtäglich so intensiv eingeübt wird, ergibt ein feststehendes Muster, das unbewusst abläuft. Läuft es plötzlich nicht mehr, dann fehlt Ihrem Organismus etwas. So komisch das klingen mag: Der Körper vermisst es! Das merken Sie spätestens dann, wenn Sie sich dabei ertappen, dass wieder eine Zigarette zwischen Ihren Lippen klebt. Der Körper hat die Abläufe wie im Traum bzw. roboterhaft ausgeführt, ohne dass es Ihnen aufgefallen wäre und auch – und das ist das Tragische dabei – ohne ihr waches Bewusstsein vorher zu fragen. Er tut es einfach, weil er es so gewohnt ist.

Wenn Sie sich dabei ertappen, dann sollten Sie aufstehen und eine Pause machen. Gehen Sie dazu am besten ins Bad bzw. auf die Toilette oder nehmen Sie Ihren Handspiegel hervor. Als erstes machen Sie sich vor dem Spiegel die Bewegung bewusst, die Sie beim Rauchen ausführen. Sehen Sie sich zu, als würden Sie jemand anderen beobachten. Wie läuft die Bewegung genau? Hand zum Mund führen? Welche Mundseite? Was genau wird berührt? Die Wange, die Lippen? Wenn das klar ist, dann legen Sie die Zigarette weg und versuchen die genau gleiche Bewegung noch einmal. Jetzt aber berühren Sie die Lippen oder die Wange mit der Hand bzw. mit den Fingern. Trainieren Sie diesen neuen Griff bewusst. Er muss so sitzen wie das Zigarettenrauchen selbst. Es muss Ihre neue Gewohnheit werden, die Sie jeden Tag einige hundertmal aus-führen.

Wenn Ihnen das zu lächerlich vorkommt, dann rate ich Ihnen folgendes: Wandeln Sie die Bewegung ab. Als Frau können Sie sich jederzeit mit Schminkzeug bewaffnen und so Ihr Gesicht berühren. Als Mann können Sie die Geste in ein Verlegenheitskratzen abwandeln. Sie können dabei die Lippenberührung hinter der vorgehaltenen Hand verstecken.

Nur Mut: Berühren Sie sich bewusst. Liebkosen Sie sich!

Ich habe grosses Verständnis dafür, dass Sie sich nicht lächerlich machen wollen. Also experimentieren Sie vor dem Spiegel. Sie sind frei, wie Sie die Bewegung «gesellschaftsfähig» machen möchten. Sie sind allerdings nicht frei, nichts zu tun! Sie müssen sich zwingend berühren. In regelmässigen Abständen. Wenn Sie es nicht tun, dann laufen Sie Gefahr, dass Ihr Körper von sich aus Ihnen immer und immer wieder Glimmstengel zwischen die Lippen steckt, ohne Sie dabei zu fragen.

Ich hoffe, dass Sie als Frau keine Probleme damit haben, sich selbst zu berühren und zu streicheln. Denken Sie dabei bewusst: Ich liebe mich.

Im gleichen Sinne, bitte ich auch Sie als Mann: Streicheln Sie sich! Fahren Sie z. B. mit der Hand leicht über die Wange und streichen Sie dabei eine Haarsträhne zurück. Das ist unauffällig und lässt sich gut mit dem Gedanken «ich liebe mich» verbinden.

Wenn es gar nicht anders geht, dann stehen Sie jeden Tag vier- bis fünfmal auf, gehen ins Bad, lassen Wasser in die hohlen Hände laufen und waschen sich damit das Gesicht ab. Das ist völlig unverfänglich und erst noch erfrischend. Und Sie berühren sich dabei. Trocknen Sie sich dann das Gesicht ab und werden Sie dabei ruhig etwas zärtlich zu sich selbst!

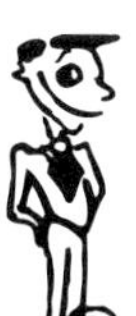

Ich hätte nicht gedacht, dass ich das als Mann wirklich könnte: mich vorsätzlich und liebevoll berühren und streicheln. Ich habe meine Bewegung gut getarnt, so dass ein Aussenstehender nicht sieht, was ich da genau tue. Ich werde immer noch etwas verlegen, wenn ich davon spreche. Aber unter uns: Es ist wahr, heute liebe ich es, und ich tue es jeden Tag unzählige Male!

Die Zigarettenpause

Eine besondere Klippe sind Zigarettenpausen. Bleiben Sie nicht sitzen. Stehen Sie auf, gehen Sie ins Bad, berühren Sie sich intensiv. Dann öffnen Sie das Fenster und atmen während dreier Minuten in den Bauch. Dann suchen Sie eine stille Ecke auf und vertiefen sich in Ihr Aktivbild. Dann kehren Sie an den Arbeitsplatz zurück und trinken Ihren Zitronensaft. Mit all dieser Aktivität überwinden Sie die Zigarettenlust spielend.

Überbrücken Sie den ersten Nachmittag im übrigen wie den ganzen Tag: Zitronensaft, Berührungen, Aktivbild, Atmen. Üben Sie diese neuen Lebensgewohnheiten so gründlich und so nachhaltig als irgend möglich ein. Sie müssen Ihnen richtiggehend in Fleisch und Blut übergehen. Diese neuen Gewohnheiten müssen genauso reflexartig erfolgen wie bisher das Anzünden einer Zigarette.

So mache ich es heute:

Ärger am Telefon? Anstatt mir eine anzustecken, stehe ich auf, reisse das Fenster auf und atme tief durch. Danach trinke ich und arbeite weiter.

Auseinandersetzung mit dem Chef oder einem Kunden? Ich atme tief in den Bauch, trinke einen Schluck und hole bei nächster Gelegenheit das Aktivbild hervor und vertiefe mich darin. Oder ich mache einen kleinen Ausflug in die Toilette, spüle den Ärger das Spülbecken hinunter, indem ich das Gesicht mit kaltem Wasser wasche und mich dabei gleichzeitig berühre und streichle. So beruhige ich meine flatternder Nerven nachhaltiger und erheblich schonender als mit jedem Glimmstengel.

Denken Sie daran: Sie benötigen genügend Striche auf Ihrem Aktivbild, d. h. Sie müssen heute abend nachweisen können, dass Sie sich intensiv mit Ihrem Aktivbild auseinandergesetzt haben. Und denken Sie auch ans Trinken. Ziel ist, dass sie heute abend mit leeren Flaschen nach Hause fahren.

Wenden Sie die neuen Techniken fleissig an. Werden Sie ein Meister darin. Sollten Sie vom Sinn oder vom Erfolg nicht überzeugt sein: Ich habe Ihnen ganz absichtlich alle Handgriffe und Techniken gegeben, die Sie stur und ohne lange nachzudenken ausführen können. Genau darin liegt die Stärke dieses Programms. Selbst wenn Sie zweifeln sollten, was ich nicht hoffe, selbst dann werden Sie garantiert Erfolg haben, vorausgesetzt, Sie gehen mit der nötigen Konsequenz vor.

3.7 Der erste Abend

Das Heimkommen

Viele Menschen kommen heim und lassen sich mit einem tiefen Seufzer in ihren Lieblingssessel fallen. Und bleiben darin kleben. Wenn dieser Sessel nach Tabakrauch stinkt, dann wirkt er wie eine Mausefalle für die Mäuse. Meiden Sie diesen Sessel! Den ganzen Abend!

Kommen Sie nach Hause und gehen Sie als erstes ins Bad. Sehen Sie sich in die Augen und memorieren Sie: «Dank der Urkraft bin ich frei. Ich hasse Zigaretten.» Dann waschen Sie sich den Stress, die Anstrengung und die Hektik des Tages aus dem Gesicht. **Berühren Sie sich, streicheln Sie sich.** So einfach dieser Rat auch tönt: Für viele Menschen ist er so ungewohnt, dass sie ihn am liebsten übergehen würden. Bitte stehen Sie jetzt auf, gehen ins Bad und waschen Ihr Gesicht. Tun Sie es körperlich, aber auch mental. Denken Sie, dass Sie allen Staub, allen Ärger, alle Hektik des Tages abwaschen, vergessen und dass darunter ein freier, gesunder, aktiver Geist zum Vorschein kommt.

Stellen Sie sich das einmal vor: Selbst mir als gestandenem Mannsbild ist das Abwaschen und Berühren mit der Zeit leichtgefallen!

Das Nachtessen

Bereiten Sie sich ein schmackhaftes Gemüsegericht zu. Unter schmackhaft verstehe ich ausdrücklich gewürzt, aber nicht gesalzen. Am besten ist gedämpftes Gemüse. Da heute die Kochkunst darin gipfelt, Fleisch möglichst raffiniert zu kochen, benötigen Sie etwas eigene Initiative und Phantasie, um Gemüse wirklich appetitlich zuzubereiten. Legen Sie sich ein spezielles Gemüsekochbuch zu. Experimentieren Sie. Sie werden rasch feststellen, dass Gemüse ein grosses Spektrum an Geschmack und Nährwert bereithält. Man muss es nur entdecken, und man darf sich diese Freuden durch Salz nicht verderben. Salz ist, wie Nikotin auch, ein Geschmacksräuber. Es wirkt auf unsere Geschmacksknospen so dominant, dass alle anderen Empfindungen überlagert werden.

Die Zeit nach dem Essen

Die Zeit nach dem Essen ist ein weiterer kritischer Punkt, denn viele Menschen haben sich eine Verdauungszigarette angewöhnt. Bleiben Sie deshalb nicht sitzen. Stehen Sie auf, machen Sie den Abwasch, machen Sie einen kurzen Verdauungsspaziergang. Selbst wenn dieser Spaziergang nur fünf Minuten dauert, er wird Wunder wirken.

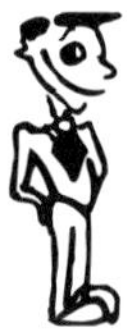

Was, Sie sitzen immer noch? Machen Sie es wie ich: Stehen Sie auf, ziehen Sie sich die Schuhe an und laufen Sie einige Schritte. Atmen Sie dabei tief in den Bauch, geniessen Sie die Freiheit, schauen Sie um sich, memorieren Sie Ihr Aktivbild (Sie wissen schon: «Dank der Urkraft bin ich frei. Ich hasse Zigaretten. Dank der Urkraft bin ich frei.» usw.) Memorieren heisst, dass Sie diese Gedanken immer und immer wieder kreisen lassen. Sie lassen sich sogar mit dem Takt der Schritte verbinden. Das ist realistisches, körperlich-mentales Erarbeiten. Eine der besten Methoden überhaupt, um sich etwas wirklich anzueignen.

Bereiten Sie sich auf die Nacht vor wie am Vorabend, nehmen Sie also ein Bad, wenn Sie mit dem Schlafen Probleme haben. Vergessen Sie die Abführmittel nicht, wenn Ihre Verdauung nicht richtig funktioniert. Durch Ihre neue Kost, die Früchte, entlasten Sie zwar Ihren Darm. Aber ein über Jahre oder Jahrzehnte träger Darm kann nicht an einem einzigen Tag zu neuem Leben erweckt werden. Dazu benötigen Sie wesentlich länger. Verlieren Sie aber auch da nicht den Mut: Sie haben sich aufgemacht, und Sie sind auf dem richtigen Weg.

Damit Sie am Morgen genügend Zeit für das Waschen, das Atmen und das Aktivbild haben, lassen Sie den Wecker eingestellt, wie er ist, d. h. Sie stehen wiederum eine Viertelstunde früher auf als früher. Um Hektik am frühen Morgen vorzubeugen, bereiten Sie auch heute das Zitronengetränk vor, bevor Sie sich schlafenlegen.

Ich kann das Rezept mittlerweile auswendig. Für zwei Liter nehme ich drei Zitronen, etwa zehn Esslöffel Ahornsirup und einige wenige Spritzer Cayennepfeffer.

Ziehen Sie Bilanz: erster Rückblick und Ausblick

Haben Sie heute Ihr Aktivbild fünfmal gegessen, Ihr Quantum getrunken, sich mehrmals gestreichelt, Kaffee reduziert, Alkohol gemieden? Und: Haben Sie ein Abflauen der Gier verspürt? Nein? Verlieren Sie den Mut nicht! Sie sind in den Vorbereitungstagen. Die neuen Gewohnheiten sind noch zu frisch, noch ungefestigt, greifen noch nicht vollständig. Auch morgen haben Sie Zeit zum Üben. Sie schaffen es und es wird leichter sein, als Sie denken. Alle Elemente, insbesondere die Flüssigkeit, die Zitrone, das Berühren und das Aktivbild arbeiten für Sie. Schlafen Sie ruhig ein und lassen Sie diese eingenommenen Heilmittel im körperlichen Bereich und in Ihrem Unterbewusstsein arbeiten. Sie wissen ja: Den Seinen gibt es der Herr im Schlaf… Sie haben alles getan, was zu tun ist. Gönnen Sie sich eine volle Nachtruhe, einen ruhigen Schlaf. Erholen Sie sich gründlich und machen Sie sich keinerlei Sorgen.

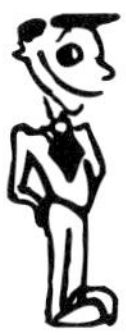

Mir dürfen Sie es ruhig sagen:

- ☐ Haben Sie den Kaffeekonsum eingedämmt oder wenigstens mit Wasser ausgeschwemmt?
- ☐ Haben Sie überreichliches Essen, Salz, Zucker, Gewürze gemieden?
- ☐ Haben Sie Alkohol strikte gemieden?
- ☐ Den Zitronensaft fleissig getrunken?
- ☐ Das Aktivbild intensiv eingeübt, memoriert, gedanklich immer wieder bewegt?
- ☐ Sich fleissig berührt, gestreichelt?
- ☐ Immer und immer wieder tief in den Bauch geatmet?

Ja? Gratuliere! Sie schaffen es!

Nein? Zurück zum Start. Diesen Tag bitte wiederholen. Oder abbrechen und zu einem späteren Zeitpunkt nochmals einen Versuch starten.

4 Der zweite Vorbereitungstag

4. Der zweite Vorbereitungstag

Ausgangslage:

Sie haben den ersten Vorbereitungstag gut überstanden und sehen dem zweiten Tag gelassen entgegen. Sie freuen sich auf das Neue, das Sie heute entdecken werden.

Der zweite Morgen
Auch heute stehen Sie zeitig auf und durchlaufen den morgendlichen Rhythmus, bestehend aus Früchten, Zitronensaft, Waschen, Atmen und Aktivbild. Sie haben sich geschworen, für vier Tage auf Alkohol zu verzichten und Ihren Kaffeekonsum bestmöglich einzuschränken.

Der zweite Vormittag
Sie lernen, mit dem Aktivbild zu arbeiten: Sie essen es. Unsere Seele benötigt Nahrung, genauso wie der Körper auch. Wenn wir ihr diese Nahrung nicht bewusst geben, dann konsumiert sie, was sie gerade findet – Werbung der Industrie beispielsweise. Wir haben es weitgehend in der Hand, unsere innere Entwicklung selbst zu steuern. Damit haben Sie gerade intensiv begonnen.

Sie erkennen, dass jeder Mensch an irgend etwas glaubt. An die Urkraft zu glauben ist eine hochwillkommene Hilfe auf dem eingeschlagenen Weg.

Das zweite Mittagessen
Sie beschränken sich wiederum auf einen kleinen Lunch, bestehend vorzugsweise aus Früchten. Dabei machen Sie sich eingehende Gedanken über Gehirnnahrung, Vitamine und Vitalstoffe.

Der zweite Nachmittag
Sie beginnen, Raucherzonen bewusst zu meiden, denn Sie entwickeln immer mehr eine starke Abneigung gegen Rauch. Zudem lösen Sie sich bewusst von falschen Freunden.

Finanzielle Überlegungen gehören zu den wichtigsten Gründen für das Aufgeben des Rauchens. Sie stellen eigene Berechnungen an und kommen zum Schluss, dass Rauchen ein sehr teures «Hobby» ist. Sie malen sich aus, was Sie mit dem gesparten Geld alles kaufen könnten.

Der zweite Abend

Sie hüten sich wohlweislich, im rauchgeschwängerten Fernsehsessel zu versinken. Sie sind vielmehr aktiv, bereiten sich ein schmackhaftes Abendessen zu und machen dann einen kleinen Spaziergang.

Sie sorgen auch für den Fall eines Falles vor, Sie beugen Hunger vor, indem Sie Ihren Speisezettel mit leichtbekömmlichen Gerichten ergänzen.

Ziel des zweiten Tages

Auch heute ist das Abgewöhnen nicht das Ziel. Vielmehr arbeiten Sie weiter daran, Ihren Körper und Geist auf die Stunde Null optimal vorzubereiten. Dabei lernen Sie den richtigen Umgang mit dem Aktivbild, dem wichtigsten Instrument.

4.1 Das Ziel am zweiten Vorbereitungstag

Bleiben Sie dran, Sie sind auf dem richtigen Weg. Kümmern Sie sich nicht um das Rauchen, sondern üben Sie die neue Lebensgewohnheit ein, und zwar so gut und so intensiv, als es eben geht. Lassen Sie in Ihrem Eifer nicht nach! Werden Sie nicht mutlos! Ich garantiere Ihnen, das Aufgeben wird viel einfacher, als Sie denken.

4.2 Der zweite Morgen

Der zweite Morgen läuft genau gleich wie der erste, nämlich:

- ☐ Sofort aufstehen
- ☐ Ein Glas lauwarmes Wasser trinken
- ☐ Ein Glas Zitronensaft trinken
- ☐ Zur Toilette gehen
- ☐ Frühstück: Früchte oder frischer Fruchtsaft
- ☐ Vitalstoffe, Vitamine, Nahrungsergänzung zu sich nehmen
- ☐ Tüchtig durchatmen
- ☐ Duschen/waschen und sich danach definitiv aufwecken durch kaltes Waschen
- ☐ Das Aktivbild intensiv lesen, studieren, meditieren
- ☐ Zur Arbeit gehen

Kaltes Wasser hasse ich. Aber es weckt auf. Also habe ich mich überwunden, zumal ich ja nicht kalt duschen muss, sondern mich nur mit einem Waschlappen waschen.

Wie wäre es, wenn Sie heute nicht nur die Arme, sondern auch die Beine kalt waschen würden?

Halt, schummeln gilt nicht! Durch die Körpertemperatur erwärmt sich der Waschlappen. Sie müssen ihn regelmässig wieder unter dem kalten Wasser ausspülen. Also – seien Sie kein Frosch: Waschen und frottieren Sie sich tüchtig!

4.3 Der zweite Vormittag

Fünf Minuten mit dem Aktivbild

Ist nicht die vormittägliche «Kaffee»-Pause eine ideale Gelegenheit, sich intensiv mit dem Aktivbild zu beschäftigen? Ziehen Sie sich für fünf Minuten in eine stille Ecke zurück, nehmen Sie eine Frucht oder Zitronensaft mit sich und versenken Sie sich tief und intensiv in Ihr Foto. Essen Sie das Bild. Essen? Ja, der Geist braucht genauso Nahrung wie der Körper auch. Bis heute haben Sie ihm viel Schrott, Unwahrheiten und Behauptungen zugemutet, nämlich beispielsweise Werbung der Industrie. Sie wissen schon: die Fiktion vom starken Mann, von der grossen weiten Welt, vom grossen Abenteuer, vom weltmännischen Auftreten – und das alles, während Sie sklavisch an den Glimmstengel gebunden waren. Ihr Unterbewusstsein hat es gegessen – weil es nichts anderes erhielt. Jetzt aber sind Sie auf der Hut und achten auf richtige, qualitativ hochstehende Nahrung. Das Aktivbild ist dabei erste Wahl.

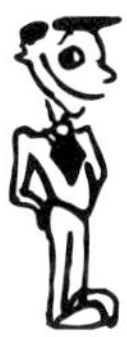

Das Aktivbild essen ist ganz einfach. Ich sitze am Tisch, lege das Blatt vor mich hin und sehe es mir an. Was sehe ich da? Mich selbst, und zwar in einem glücklichen Moment. Ja, ich fühlte mich damals phantastisch, fröhlich, unbeschwert. Es fällt mir nicht schwer, mich wieder in diese Situation, die Gefühle und Gerüche zu versenken und darin zu spazieren wie in einem Garten. Ich habe nur noch einen einzigen Gedanken: Das bin ich. Frei, unbeschwert, leicht, glücklich. Diesen Gedanken kaue ich minutenlang und atme dabei tief in den Bauch: Ich bin frei, unbeschwert, leicht, glücklich. Ich bin frei, unbeschwert, leicht, glücklich. Ich bin frei, unbe…

Halt, wer stört mich in meinen Träumen? Das ist eine Frechheit, mich aus meinen schönsten Phantasien zu wecken. Ich verbitte mir jede Störung.

Der Glaube versetzt Berge

Viele Menschen sagen von sich, sie wären nicht gläubig. Gleichzeitig aber vertrauen sie beispielsweise auf ihr Wissen, ihr Berufskönnen, ihren scharfen Verstand. Sie glauben also doch an etwas. Es ist tatsächlich so, dass jeder Mensch an etwas glaubt. Also muss es etwas geben, das uns Menschen übergeordnet ist. Es kann nicht das Materielle sein, denn das Jagen nach Geld und Gut erweist sich immer und immer wieder als trügerisch und unbefriedigend. Das ist auch der tiefere Grund dafür, dass der Glimmstengel niemals innere Ruhe geben kann, sondern ganz im Gegenteil die innere Unruhe nur fördert und vertieft. Raucher zählen nicht umsonst zu den nervösesten Menschen überhaupt.

Dass eine übergeordnete Macht da ist, haben unzählige Kulturen vor uns entdeckt, und auch unsere Kultur kommt nicht ohne aus. Wie suchend die Menschen gerade in unserer Zeit sind, zeigen die vielen Kirchenaustritte. Sie alle verlassen den herkömmlichen Pfad und suchen selbst nach jener Macht, die uns Menschen Halt, Erlösung, Sicherheit und tiefe innere Ruhe gibt.

Ja, ich weiss, ich bin hier abgeschweift in Theologie und Religion. Keine Angst, ich will Sie nicht bekehren, und zwar weder zum Christentum noch zum Katholizismus oder zum Buddhismus. Ich möchte Ihnen lediglich zeigen, dass Sie in Ihrem Kampf gegen die Sucht Hilfe in Anspruch nehmen können. Ich habe diese übergeordnete Macht als *Urkraft* bezeichnet. Sie dürfen diese Macht mit Ihrer eigenen Bezeichnung benennen, sei es Gott, Maria, Christus, Buddha. Da alle diese Werte mit vielen Lehrmeinungen, Theorien und auch mit eigenen Erinnerungen verbunden sind, ziehe ich den unbelasteten und neutralen Ausdruck *Urkraft* vor.

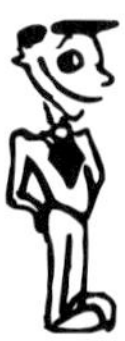

Also, so muss er mir nicht kommen! Ich lasse mir meinen Glauben nicht nehmen. Andererseits: Mit *Urkraft* könnte ich es ja mal versuchen.

Ist es nicht tröstlich, zu wissen, dass da eine Kraft vorhanden ist, die nur das Beste für mich will?

Vertiefen Sie sich nun weiter in das Aktivbild:

Lesen Sie also: ***Dank der Urkraft…***

Atmen Sie tief und befreiend durch und danken Sie der Urkraft, dass Sie da ist und für Sie wirkt. Die Urkraft können Sie jederzeit und immer wieder aktivieren und in Anspruch nehmen, und zwar einfach dadurch, dass Sie sagen: «Ich danke Dir, Urkraft, dass Du für mich da bist.»

Lesen Sie weiter: … ***bin ich …***

Die Formulierung «ich bin» ist die kräftigste und wirksamste Verstärkung des positiven Denkens. Sicher wissen Sie, dass Sie mit dem positiven Denken Ihre Zukunft planen und sie gleichzeitig dem Unterbewusstsein in Auftrag geben können. Positives Denken ist vergleichbar mit einem Bauherrn. Er macht einen Plan und geht damit zum Architekten. Der Architekt arbeitet die Detailpläne aus, er verhandelt mit den Handwerkern und er überwacht den Baufortschritt. Ihr Unterbewusstsein verhält sich wie ein guter Architekt. Wenn Sie ihm Ihren Plan übergeben, dann verhandelt, arbeitet, berechnet, überwacht und führt das Unterbewusste diesen Plan aus. Und zwar so lange, bis das Haus fix und fertig steht.

Ich habe es versucht. Verzweifelt versucht. Und immer wieder gedacht: «Ich werde frei werden.» Es hat überhaupt nichts genützt. Bis ich herausgefunden habe warum. «Ich werde frei werden» heisst gleich viel wie «ich werde ein Haus bauen». Wann und wo und wie ist offen und bleibt so lange ungewiss, als ich denke: «Ich werde es tun.» Erst wenn ich es konkret angehe, also wenn ich denke «ich baue», erst dann kann der Architekt mit seiner Arbeit beginnen. «Ich werde frei werden» ist wie ein ferner, ungewisser Traum, der wohl nie realisiert werden wird. «Ich bin frei» dagegen ist konkret und funktioniert innert kürzester «Bau»-Zeit.

*Lesen Sie weiter: ... **ein eingefleischter Nichtraucher. Ich bin frei, unbelastet, vital.***

Sehen Sie sich Ihr Foto an. Sind Sie da nicht wirklich frei und glücklich? Genau so sind Sie auch jetzt wieder, und zwar dank der Urkraft, die alle Ihre Fesseln sprengt. Versenken Sie sich in Ihren Traum. Malen Sie sich im Geist Bilder aus. Leben Sie in dieser Welt. Stellen Sie es sich bildhaft vor.

Wenn Sie nun das Aktivbild insgesamt mindestens fünf Minuten gegessen haben, dann machen Sie einen Strich unten auf dem Aktivbild beim zweiten Tag. Arbeiten Sie an diesem zweiten Tag noch wiederholt intensiv mit Ihrem Aktivbild. Sie können beispielsweise die Mittagspause und die Nachmittagspause dazu benutzen, und Sie haben sicherlich auch abends fünf Minuten Zeit. Lesen Sie immer das ganze Aktivbild und vertiefen Sie sich jeweils in jene Teile, die Sie gerade besonders ansprechen.

Die Arbeit mit dem Aktivbild ist die zentral wichtige Vorbereitung auf die Stunde Null.

4.4 Der zweite Mittag

Versuchen Sie auch heute mittag, mit einem kleinen Lunch, bestehend aus Früchten, auszukommen. Wie gestern auch dürfen Sie so viele Früchte essen, wie Sie möchten.

Ich liebe Früchte über alles. Nein, das war nicht immer so. Aber ich bin rasch auf den Geschmack gekommen. Ich kaufe mir beispielsweise ein Kilo Äpfel und beisse herzhaft zu. Oder ich hole mir eine Ananas und geniesse diese verführerisch-saftige Frucht. Mir läuft richtiggehend das Wasser im Mund zusammen, wenn ich z. B. an aromatische Waldbeeren, saftige Pfirsiche oder knackige Kirschen denke.

Gehirnnahrung

Nachdem in unserer Zivilisation die körperliche Arbeit für die meisten Menschen abgebaut worden ist, sollten wir dringend auch die Nahrung auf diese neue Lebensweise einstellen. Heute benötigen wir insbesondere Gehirnnahrung. Unser Gehirn besteht aus etwa 15 Milliarden Zellen – verteilt auf eine verhältnismässig kleine Fläche und lediglich etwa 3 Pfund Gewicht. Dieses Grössenverhältnis lässt erahnen, wie mikroskopisch klein und fein die einzelnen Zellen, die Blutgefässe, die Kapillaren usw. ausgebildet sind. Damit unser Gehirn seine Arbeit reibungslos ausführen kann, benötigt jede einzelne Zelle Zugang zu Sauerstoff, Nährlösung, Blut, Nervenimpulsen. Können Sie ermessen, wie einerseits hochkomplex und andererseits mikroskopisch hauchfein die vielfältigen Verbindungen, Adern, Venen und Impulsleitungen in unserem Gehirn sind? Können Sie weiter ermessen, wie extrem schädlich sich jeder Wassermangel und jede Blutverdickung auf die Funktion des Gehirns auswirken?

Wir arbeiten an beiden neuralgischen Stellen. Wir trinken durch Vitamine und natürliche Mineralien angereichertes Wasser, und wir essen leichtverdauliche Früchte, die ihrerseits viel Wasser und viele wertvolle Nährstoffe enthalten. Bitte bleiben Sie auch heute mittag bei Früchten. Wählen Sie aus dem Saisonangebot. Trauben im Herbst beispielsweise sind nicht nur ein Augenschmaus, sondern auch ein Hochgenuss.

Vitamine

Obwohl die Forschung viele Zusammenhänge zwischen Vitaminen und Gesundheit aufgedeckt hat, sind noch lange nicht alle Geheimnisse entdeckt. Insbesondere sind die vielfältigen gegenseitigen Abhängigkeiten und Verflechtungen nur unvollständig erforscht.

Die Natur ist erheblich komplexer, als wir sie uns gemeinhin vorstellen. Das geht aus einem kleinen Beispiel hervor.

Beispiel

Ein Forschungsauftrag lautete, die Wirkstoffe einer Pflanze zu untersuchen. Die Pflanze wurde mit Hilfe von verschiedenen Erdzusammensetzungen und Düngemitteln optimal angebaut, gehegt und gepflegt. Die Messungen ergaben Aufschluss darüber, welche Bodenverhältnisse der Pflanze zusagen. Daraus leitete man allgemein gültige Empfehlungen ab. Mehr zufällig wurde die gleiche Pflanze als einzeln wachsende Wildpflanze in einem etwas unzugänglichen Gestrüpp entdeckt. Das Team dachte, dass das Analysieren der Wirkstoffe der wildwachsenden Pflanze keinen Sinn ergäbe, denn sie wuchs ja nicht in speziell präparierten Böden auf. Der Forschungsleiter entschied aber, auch diese Pflanze zu untersuchen – und erlebte eine grosse Überraschung: Diese Pflanze übertraf das beste Ergebnis der kultivierten

Pflanze um ein Vielfaches! Lange wurde das Ergebnis angezweifelt und über die Ursache gerätselt. Die Lösung wurde klar, als die Umgebung der Pflanze untersucht wurde. In der freien Natur lebt jede Pflanze in einem Verbund mit anderen Pflanzen, die das eigene Wachstum fördern und optimieren. Der Boden ist nur ein Faktor, die Umgebung, die anderen Pflanzen, der Wind, die Besonnung, die Lage sind einige der anderen Elemente. Mit Monokulturen, Treibhäusern, Düngemitteln, Erdanreicherung usw. können Erträge gesteigert werden, aber optimale Resultate sind nie möglich, weil der Pflanze das natürliche Umfeld wie die Nähe der artverwandten Pflanzen fehlt.

In bezug auf Vitamine und Mineralien verhält es sich genauso. Natrium und Kalium beispielsweise stehen in einer Abhängigkeit zueinander. Eisen kann der Körper besser aufnehmen, wenn es kombiniert wird mit Vitamin C. Zink steht zu Kupfer in einer Abhängigkeit von fünf zu eins. Ein Kalziummangel verursacht Osteoporose. Kommt ein Vitamin-B-Mangel hinzu, entsteht nicht nur ein Abbau der Knochenstruktur, sondern eine rachitische Veränderung. Diese Aufzählung könnte beliebig ergänzt werden. Sie zeigt eindrücklich, wie vielfältig und komplex die Zusammenhänge sind. Es grenzt an Vermessenheit zu glauben, dass wir mit künstlichen Methoden oder Denkmustern jemals alle Geheimnisse der Natur simulieren könnten. Das ist an sich auch nicht notwendig, denn wir haben in Form von natürlichen Lebensmitteln seit Urzeiten eine hervorragend auf unsere Bedürfnisse angepasste Nahrung.

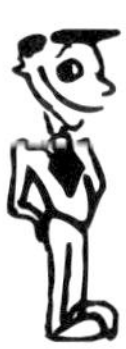

Also, für mich ist die Sache ganz einfach. Wenn wir Menschen tatsächlich seit Millionen von Jahren auf dieser Erde überlebt haben, und zwar ohne Chemie, Dünger und Feuer, dann muss es doch Lebensmittel geben, die für uns Menschen natürlich sind. Früchte, Beeren, Nüsse waren wohl viel einfacher zu «fangen» als Hasen oder Fische.

Ich habe Ihnen vorsorglich empfohlen, Nahrungsergänzungsmittel zu kaufen und zu nehmen. Bitte fahren Sie fort damit. Gleichzeitig habe ich Sie auch gebeten, diese künstlichen Vitamine in Kombination mit natürlichen Vitaminen einzunehmen. So kann Ihr Körper die Stoffe reibungsloser und gezielter aufnehmen. Ihr Organismus kann so das vermutlich bestehende Manko rascher abbauen. Ihre wichtigsten Vitamine finden Sie wie folgt:

Vitamin B1

Dieses Vitamin ist, wie Vitamin C, wasserlöslich und kann deshalb nicht gespeichert werden. Wir benötigen es jeden Tag. Neben Nikotin ist auch Alkohol ein grosser Vitamin-B1-Räuber. Deshalb die Empfehlung, Alkohol in den Vorbereitungstagen strikte zu meiden. Vitamin B1 finden Sie insbesondere in Trockenhefe, Bierhefe, Früchten und in Vollkornprodukten. Sollten Sie den Geschmack von Hefe nicht mögen, dann bereiten Sie aus Hefe und Tomatensaft ein Getränk. So erhalten Sie einen optimalen Vitamindrink.

Vitamin C

Unser Körper kann das Vitamin C nicht speichern. Es muss somit laufend zugeführt werden. Vitamin C ist zudem empfindlich gegen Hitze und Feuchtigkeit, und es oxidiert an Sauerstoff. Das bedeutet: Eine einmal geschälte Orange sollte sofort gegessen werden. Kommt sie erst in den Fruchtsalat, ist sie längst oxidiert. Viel Vitamin C enthalten Zitrusfrüchte (deshalb auch der Zitronensaft), Beeren, Peperoni und Kartoffeln.

Vitamin E

Vitamin E ist ein fettlösliches Vitamin. Das bedeutet, dass unser Körper Vitamin E speichern kann und dass es deshalb nicht jeden Tag eingenommen werden muss. Da aber Rauchen und zudem auch fettreiche Nahrung den Vitamin-E-Bedarf stark erhöhen, hat vermutlich jeder Raucher ein Manko. Helfen Sie Ihrem Körper, verzichten Sie während der Vorbereitungstage auf fettreiches Essen und wählen Sie stattdessen grüne Salate, grüne Blattgemüse und Vollkornprodukte.

Nutzen Sie den Rest Ihrer Mittagspause für das Aktivbild. Sie benötigen bis heute abend den Nachweis, dass Sie mindestens fünfmal intensiv mit Ihrem Aktivbild gearbeitet haben.

Vitalstoffe haben den genau richtigen Namen: Sie machen leistungsfähig, aktiv, fit. Achten Sie auf genügend Vitamine und Mineralstoffe.

4.5. Der zweite Nachmittag

Meiden Sie Raucherzonen

Es versteht sich von selbst, dass Sie jetzt Raucherzonen meiden. Das mag nicht immer einfach sein, insbesondere dann, wenn Sie gute Freunde haben, die rauchen. Diese werden Sie weiterhin zum Rauchen animieren.

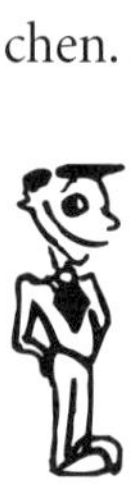

Jedes Schaf, das aus der Herde ausbrechen will, wird angebellt und zurückgetrieben. Ich hörte beispielsweise: «Eine einzige Zigarette kann doch nicht schaden.» Oder auch: «Sind wir Dir plötzlich nicht mehr gut genug?» Oder auch: «Magst Du mich nicht mehr?» Oder: «Weisst Du nicht mehr, wie gut das riecht?»

Ich habe die Gesellschaft von Rauchern strikt gemieden.

Ja, ich habe dabei auch einen Freund verloren. Aber bei genauerem Nachdenken war er eigentlich gar kein Freund. Er hat nie etwas für mich getan. Er wollte nur nicht allein sitzengelassen werden in seinem Raucherelend. Er hat nur an sich gedacht. Richtig egoistisch.

Unfaire Argumente können tief unter die Haut gehen und den eigenen Entschluss rasch umstossen, denn man will ja nicht ausgeschlossen werden. Die einfachste Methode, solchen Begründungen zu begegnen, ist die Flucht nach vorne. Erklären Sie offen, dass Sie den Entschluss gefasst haben, nicht mehr zu rauchen, und dass Sie dabei strikte und systematisch vorgehen. Erklären Sie weiter, dass Ihr Verhalten nichts mit der Freundschaft zu tun hat. Sie sind nur nicht mehr gewillt zu rauchen. Weder aktiv noch passiv. Jeder echte Freund wird das sofort verstehen und respektieren. Menschen, die versuchen, Sie trotzdem zu verführen, können eigentlich nicht als Freunde gelten, denn sie wollen nicht Ihr Bestes.

Nutzen Sie die nachmittägliche Arbeitspause wiederum für ein intensives Studium Ihres Aktivbildes. Lesen Sie das ganze Aktivbild, vertiefen Sie sich in das Bild und die Worte und verweilen Sie am Schluss insbesondere bei Ihrer Zukunftsvision. Diese Vorbereitungstage verlangen etwas von Ihnen, aber es winkt auch eine Belohnung, nämlich Ihre Vision. Darauf dürfen Sie sich intensiv freuen. Malen Sie sich diese Ihre Zukunft ruhig bildhaft aus.

Der erste Beweggrund: Geld

Untersuchungen zufolge geben Raucher ihre Gewohnheit hauptsächlich aus drei Gründen auf, nämlich aus Geldmotiven, Liebe oder gesundheitlichen Überlegungen. Sehen wir uns heute die Geldmotive näher an.

Auf den ersten Blick ist Rauchen eine Angelegenheit, die aus dem Taschengeld bezahlt werden kann. Das zumindest behauptet die Werbung.

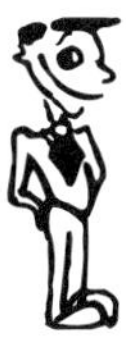

Ich habe mir nie grosse Gedanken um das Geldausgeben gemacht. Bis ich mich einmal hingesetzt und überlegt habe: Ich rauche pro Tag zwei Päckchen oder etwas mehr. Im Jahr sind das gut und gerne 1000 Päckchen Zigaretten. Ich bin jetzt 45 Jahre alt und habe also etwa 30 000 Päckchen geraucht. Als ich so weit überlegt hatte, wurde mir fast schwindlig. Ich wagte nicht, weiter zu rechnen.

Das Rauchen reisst erhebliche Löcher in die Haushaltskasse, insbesondere dann, wenn in einer Familie beide Partner rauchen. Es verschlingt, über das ganze Leben gerechnet, mindestens DM/Fr. 50 000.– und vermutlich rasch weit über DM/Fr. 100 000.–. Das sind keine kleinen Beträge, sondern ganz erhebliche Brocken. Dafür können Sie sich einen tollen Wagen oder eine Anzahlung an ein Haus leisten. Aber auch wenn Sie nicht sparen möchten, so rücken kleine Ausflüge oder Kurzurlaube in greifbare Nähe. Wollten Sie nicht schon lange mal nach London, New York oder in den Fernen Osten? Wollten Sie nicht in die Oper nach Wien oder eine unvergessliche Aufführung in der offenen Arena in Verona geniessen? Oder einen Kurzurlaub an der zauberhaften Amalfiküste? Oder in den Gartenanlagen der Loire-Schlösser lustwandeln? Oder ein uriges Oktoberfest in München mitmachen? Oder ein Formel-1-Rennen live erleben? Oder mit einer Faschingsmaske durch das nebelverhangene Venedig streifen? Oder eine Reise im nostalgischen Orientexpress geniessen? Oder...

Notieren Sie sich jetzt mindestens einen Wunsch, den Sie sich innerhalb weniger Monate leicht erfüllen können. Malen Sie sich diesen Wunsch ausführlich aus. Schreiben Sie unter den Wunsch, wie Sie sich fühlen werden, was Sie sich erhoffen, was Sie zu erleben denken. Malen Sie mit Wörtern, Farben, Gerüchen. Nehmen Sie sich dazu ruhig einige Minuten Zeit. Vertiefen Sie sich in Ihren Wunsch und vergessen Sie die Welt um sich herum.

Dann lesen Sie das Aktivbild nochmals durch, packen es zusammen und gehen wieder an Ihre Arbeit.

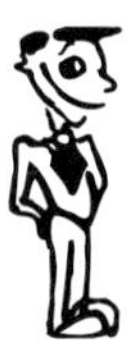

Ich sehe mich im Liegestuhl auf den Kanarischen Inseln, eine Brise im Haar, die salzige Luft in der Nase, einen kühlen Fruchtcocktail neben mir ...

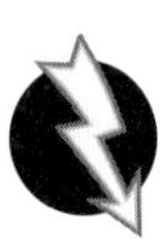

Wieviel haben Sie bis heute für das Rauchen ausgegeben? Wieviel werden Sie pro Jahr einsparen? Welche Wünsche können Sie sich damit erfüllen?

4.6 Der zweite Abend

Gestalten Sie den zweiten Abend wie den ersten:

- ☐ Vermeiden Sie das Sitzen in Ihrem rauchgeschwängerten Lieblingssessel.
- ☐ Gehen Sie vielmehr ins Bad und waschen Sie sich das Gesicht ab.
- ☐ Bereiten Sie dann ein gutes, schmackhaftes Gemüsegericht zu.
- ☐ Stehen Sie sofort nach dem Essen wieder auf.
- ☐ Räumen Sie ab, waschen Sie ab. Beschäftigen Sie sich.
- ☐ Gehen Sie an die frische Luft, machen Sie einen kleinen Spaziergang.
- ☐ Bereiten Sie den Zitronensaft für den nächsten Tag vor.
- ☐ Bereiten Sie sich auf die Nacht vor, d. h., nehmen Sie ein Bad, wenn Sie unter Schlafstörungen leiden.
- ☐ Nehmen Sie, falls notwendig, ein Abführmittel.

Weniger ist oft mehr

Bis vor einigen wenigen Jahrzehnten lebten die Menschen sehr genügsam. Während der Weltkriege, weil es nichts anderes gab, davor, weil nichts anderes bekannt oder erreichbar war. Je nach Ort assen die Menschen hauptsächlich Mais oder Kartoffeln oder Reis, kombiniert mit Salaten, Früchten, Pilzen und etwas Nüssen. Fleisch war eine grosse Ausnahme. Gleichzeitig arbeiteten die allermeisten Menschen täglich während vieler Stunden auf den Feldern oder sie marschierten jeden Tag mehrere Stunden zur Arbeitsstelle und wieder nach Hause. Heute essen wir in einer einzigen Mahlzeit mehrere Fleischsorten, angereichert mit Fetten, Rahm und Käse, wir verschlingen eine Beilage dazu, übergiessen das Gemüse mit Sauce und essen ein Eis oder eine Süssspeise. Am Schluss rauchen wir eine Zigarette oder Zigarre und nennen das Ganze Esskultur.

Selbst wenn wir wenig Zeit haben, mögen wir auf ein Menü, bestehend aus Vorspeise, Fleisch, Beilage, Gemüse, Sauce und Nachtisch, nicht ver-zichten. Kein Wunder, ist unser Magen überladen. Kein Wunder, leiden mehr als 90% aller Menschen unter saurem Aufstossen, Blähungen, Magen-Darmproblemen, Verstopfung usw. Kein Wunder, ist Cholesterin zum Problem geworden. Kein Wunder, fühlen wir uns nach solchen Mahlzeiten schlapp und müde.

Wenn wir unserem Körper diese Art von Ernährung am Mittag zumuten, dann ist das zwar auch eine grosse Belastung, aber der Organismus hat doch eine Chance. Er hat nämlich den ganzen Nachmittag Zeit, diesen riesigen Brocken zu entwirren und – so gut es geht – zu verdauen. Dazu mobilisiert er alle Blutreserven des Körpers, und er lässt die Verdauungsmaschinerie auf vollen Touren laufen. Das ist der Grund, weshalb wir uns nach dem Essen matt und müde fühlen. Wir können nicht mehr oder nur noch langsam denken, denn unser Gehirn ist nur noch mangelhaft durchblutet. Alles Blut wird im Bauch benötigt – und zwar dringend.

Wenn wir unserem Körper solche Strapazen am Abend zumuten, richten wir Schaden an, denn unser Organismus stellt ab ungefähr 21.00 Uhr von Verdauung auf Reinigung um. Was bis zu diesem Zeitpunkt nicht verdaut ist, bleibt im Darm liegen. Je nach Art der Mahlzeit beginnt ein Fäulnisprozess, der Blähungen, Giftgase oder andere Schadstoffe entwickelt. Dass dadurch auch die Reinigungsphase gestört wird, leuchtet ein.

Man kann es auch so ausdrücken: Überreichliches Essen am Mittag ist sozusagen eine lässliche Sünde. Am Abend ist es eine gravierende Zumutung für den Organismus.

Erstes Erfolgshemmnis: überreichliches Essen

Wenn Sie Ihre Sucht wirklich loswerden wollen, dann meiden Sie schweres, überreichliches Essen wie die Pest. Die Gewohnheit, den Magen zu überfüllen, Fleisch, Fette, Saucen, Zucker und Kohlenhydrate zu missbrauchen und zu mischen, erschwert das Aufhören ganz erheblich. Sollten Sie in diesen vier Tagen mittags oder abends eine grosse Mahlzeit essen, sei es bei einem Geschäftsessen oder auf einer Party oder weil Sie Besuch haben, dann streichen Sie diesen Tag aus Ihren Vorbereitungstagen und wiederholen Sie ihn sofort wieder. Sollte es Ihnen heute passiert sein, dann stehen Sie morgen nicht im dritten, sondern im zweiten Tag. Noch besser ist, Sie brechen ab und bereiten sich auf die nächsten Vorbereitungstage besser vor, d. h. Sie wählen eine Zeit, in der keine Partys, keine Geburtstagsfeste und keine geschäftlichen Verpflichtungen geplant sind.

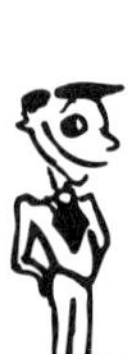

Sportsfreunde, ist es euch etwa so ergangen wie mir damals? Ist es euch heute mittag oder abend passiert? Reichliches Essen? Geschäftsessen? Party? Alkohol?

Seien Sie ein guter Verlierer. Wiederholen Sie morgen den heutigen Tag nochmals.

Ergänzung des Speisezettels

Da Askese nicht jedermanns Stärke ist und da Hunger kontraproduktiv wäre, ergänze ich hier den Speisezettel für das Mittag- oder Abendessen und gebe Ihnen einige Anregungen für leichtbekömmliche Mahlzeiten:

- Gemüsesuppe jeder Art (Tomaten, Karotten, Kartoffeln usw.)
- Minestrone
- Blumenkohlcurry (mildes Curry!)
- Gefüllte Tomaten oder Peperoni (Füllung z. B. Gemüse oder Reis)
- Auberginen mit Gemüse- oder Reisfüllung
- Spargeln
- Ratatouille
- Pilze in verschiedenen Formen (Vorsicht: Beschränken Sie sich auf kleine Mengen)
- Gemüsestrudel
- Quiche Lorraine
- Tortilla mit Gemüsen
- Paella mit Gemüsen
- Wirsingrouladen (mit Gemüse)
- Mussaka (mit Gemüse)
- Gemüsereis
- Polenta
- Kartoffelpüree
- Hirse

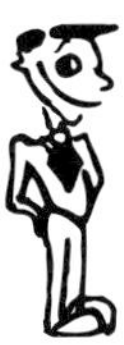

Also, alle diese Ratschläge in Ehren. Aber ich brauche etwas Handfestes. Hier mein Tip: Hirse. Hirse ist, aus Sicht des Verdauungstraktes, die mit Abstand verträglichste Getreideart, und sie lässt sich genauso vielfältig zubereiten wie Mais, Reis oder Teigwaren. Versuchen Sie beispielsweise:

- Hirse napolitana (Tomatenhirse)
- Hirsotto (Hirse mit Pilzen, zubereitet wie Risotto)
- Gemüsehirse
- Hirsepuffer
- Hirse mit Basilikum

Zweiter Rückblick und Ausblick

Bleiben Sie nach dem Nachtessen nicht sitzen. Stehen Sie auf, machen Sie einen kurzen Verdauungsspaziergang. Dann kommen Sie zurück, setzen sich an einen Tisch und halten schriftlich fest, was Sie heute erreicht haben:

☐ Sie haben sich mehrmals und intensiv in das Aktivbild vertieft und Sie haben insbesondere erkannt, dass Sie in Ihrem Kampf keineswegs allein dastehen, sondern von der Urkraft unterstützt werden.

☐ Sie haben alle die unterstützenden Massnahmen wie kaltes Waschen, die Berührungen, den Zitronensaft fleissig angewendet und ein langsames Schwinden der Gier nach Zigaretten verspürt.

☐ Sie haben sich Rechenschaft darüber gegeben, welche Strapazen überreichliches Essen für Ihren Körper darstellt und sich deshalb strikte an Früchte und leichtes Essen gehalten.

☐ Sie haben Ihren Kaffeekonsum eingeschränkt, und zudem haben Sie jede Tasse Kaffee mit einer doppelten Menge Wasser ausgeglichen.

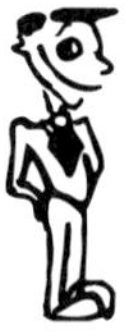

Wissen Sie, was mir am meisten geholfen hat damals? Ein klarer Kopf. Den habe ich mir verschafft, indem ich eisern bei meinem Aktivbild blieb. Vor dem Einschlafen habe ich stur immer wieder gesagt: «Ich bin frei. Ich hasse Nikotin. Ich bin frei. Ich hasse Nikotin. Ich bin frei.» Dann habe ich mir meinen Traum nochmals ausgemalt: Ich liege am Strand, die Sonnenbrille auf der Nase: Darin spiegeln sich das unendliche Meer, die warme Sonne, schöne Menschen…

5 Der dritte Vorbereitungstag

5. Der dritte Vorbereitungstag

Ausgangslage:

Sie stehen im dritten Vorbereitungstag. Die Hälfte haben Sie geschafft. Jetzt schaffen Sie auch den Rest!

Der dritte Morgen
Sie stehen wie gewohnt mindestens eine Viertelstunde früher als normal auf und durchlaufen einen morgendlichen Parcours, bestehend aus Früchten, Zitronensaft, Waschen, Atmen und Aktivbild. Auch heute reduzieren Sie den Kaffee bestmöglich und verzichten vollständig auf Alkohol.

Der dritte Vormittag
Sie vertiefen sich eingehend und lange in das Aktivbild. Jetzt bauen Sie das Feindbild gegen die schädlichen Zigaretten auf. Sie sehen der Wahrheit ins Auge: Rauchen ist eklig, gesundheitsschädlich, teuer, selbstzerstörerisch.

Das dritte Mittagessen
Auch heute bevorzugen Sie Früchte. Als Alternative und Abwechslung geniessen Sie einen knackigen Salat. Sie beschäftigen sich nochmals eingehend mit Wasser und bekräftigen so innerlich, dass Sie Ihrem Organismus durch das Trinken des Zitronensaftes etwas sehr Gutes antun.

Der dritte Nachmittag
Der Wille ist eine grosse Macht. Sie können Ihre Sucht nicht aufgeben, wenn Sie es nicht wirklich aus vollster Überzeugung und völlig uneingeschränkt wollen.

Liebe ist eine Riesenmacht. Viele Raucher verzichten aus Liebe zu ihren Kindern, zum Partner, zu Freunden, Bekannten – oder aus Liebe zu sich selbst.

Der dritte Abend
Sie hüten sich wohlweislich, in den rauchgeschwängerten Fernsehsessel zu versinken. Sie sind vielmehr aktiv, bereiten sich ein schmackhaftes Gemüsegericht zu und machen dann einen kleinen Spaziergang.

Sie rufen sich in Erinnerung, welchen Einfluss Alkohol hat – er torpediert Ihren Erfolg.

Sie bereiten sich auf den vierten Tag vor und gehen beruhigt schlafen.

5.1 Das Ziel am dritten Vorbereitungstag

Ich bin sicher, dass auch Ihr Organismus bereits Fremdstoffe ausgeschieden hat und dass Sie sich besser fühlen. Sie werden das Aufgeben ganz einfach schaffen, denn die so sehr gefürchteten körperlichen Entzugserscheinungen werden minimal sein. Und auf die mentalen Probleme bereiten Sie sich laufend vor.

Die rein körperliche Abhängigkeit wird, wie bereits ausgeführt, stark überschätzt. Das Aufgeben ist in erster Linie ein mentales und nicht ein körperliches Problem. Messen Sie deshalb der Arbeit mit dem Aktivbild viel Gewicht bei. Ebenso sollte die neue Art sich zu berühren fester Bestandteil Ihres Lebens werden.

Sie arbeiten auch heute auf den Zeitpunkt hin, an dem Sie aus tiefster Überzeugung rufen: «Jawohl, das Rauchen habe ich gelassen! Ich geniesse meine Freiheit!»

In diesem Sinne starten Sie in diesen Tag mit dem festen Vorsatz, sich in den neuen Praktiken zu perfektionieren. Sie haben «ja» gesagt, und Sie schaffen es auch. Denken Sie, dass Sie bereits die Hälfte der Vorbereitungstage hinter sich haben. Was jetzt noch kommt, ist einfach.

5.2 Der dritte Morgen

Der dritte Morgen läuft genau gleich wie der erste, nämlich:

- ☐ Sofort aufstehen
- ☐ Ein Glas lauwarmes Wasser trinken
- ☐ Ein Glas Zitronensaft trinken
- ☐ Zur Toilette gehen
- ☐ Früchte essen oder frischen Fruchtsaft zum Frühstück trinken
- ☐ Vitamine zu sich nehmen
- ☐ Tüchtig durchatmen
- ☐ Duschen/waschen und sich danach definitiv aufwecken durch kaltes Waschen
- ☐ Das Aktivbild intensiv lesen, studieren, meditieren
- ☐ Zur Arbeit gehen

Bei der Kaltwasseranwendung können Sie heute noch einen Schritt weiter gehen. Waschen Sie nicht nur die Arme und Beine, sondern auch den Oberkörper sorgfältig mit einem kalten Waschlappen. Rubbeln und reiben Sie sanft, aber nachhaltig, bis Sie vollständig durchblutet sind. Das erkennen Sie an der Rötung der Haut. Trocknen Sie sich danach richtig ab.

Ich weiss, dass Kaltwasser nicht jedermanns Sache ist. Mit dem Waschlappen ist die Sache, verglichen mit der kalten Dusche, ein Kinderspiel. Wird der Lappen immer wieder mit kaltem Wasser getränkt, bleibt er erfrischend. Diese Methode, sich zu wecken, mag etwas mehr Zeit erfordern als eine Tasse Kaffee, aber sie hält über Stunden an, wogegen Kaffee lediglich einige Minuten den Puls aufpeitscht, um ihn danach unter den vorherigen Level abfallen zu lassen.

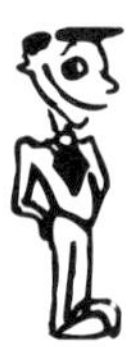

Nachdem die Geschichte mit dem kalten Wasser jetzt wie geschmiert läuft, kann ich mich vermehrt auf das Aktivbild konzentrieren. Den Geist zu reinigen und zu erfrischen ist ebenso wichtig wie die Reinigung des Körpers.

5.3 Der dritte Vormittag

Auch heute benützen wir die vormittägliche «Kaffee»-Pause für unsere Zwecke. Rüsten Sie sich wieder aus mit dem Aktivbild, mit Früchten und mit Zitronensaft und ziehen Sie sich für mindestens fünf Minuten in eine stille Ecke zurück.

Memorieren Sie zuerst wieder über dem Foto, dann konzentrieren Sie sich heute auf den zweiten Abschnitt des Aktivbildes.

Lesen Sie:

Ich hasse die Zigaretten (die Zigarren, die Pfeife) wie die Pest. Der blosse Gedanke an das Rauchen ekelt mich, mir wird speiübel. Ich verabscheue den Qualm, den Gestank, den Dreck, die Abhängigkeit.

Nachdem Sie nun etwas von der möglichen Freiheit gespürt haben, beginnt sich Ihr Denken über die Sucht der Wahrheit zu nähern. Unterstützen Sie diesen Prozess. Er ist absolut notwendig, denn die Werbung korrumpiert Ihr Denken immer und immer wieder. Sie gaukelt Ihnen Glück und Erfolg vor, wo in Tat und Wahrheit Schmutz und bestialischer Gestank sind. Bauen Sie ein Feindbild auf. Zigaretten sind nicht harmlos. Sie zerstören Ihre Gesundheit. Sie sind schmutzig. Der Inhalt in jedem Aschenbecher stinkt grässlich und ruft Ekel hervor.

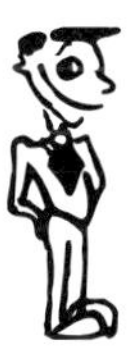

Also, wie war das zu Beginn genau? Bei mir fing es so an: Ich versuchte eine Zigarette und habe sie sofort und in hohem Bogen ausgehustet. Zum Glück war ich allein. So habe ich, trotz Brechreiz, fleissig weiter gepafft, damit ich dann vor meinen Kameraden angeben konnte.

Denken Sie an Ihren Körper. Sie haben nur diesen einen. Beginnen Sie, vertieft in sich selbst, Ihren Organismus, Ihren Körper zu lieben. Tragen Sie Sorge dazu. Übertragen Sie all Ihren Frust, alle Abneigung und allen Hass auf die Zigaretten, auf die schmutzige und gefährliche Sucht, die Ihnen so lange die Gesundheit ruiniert hat und die so viel Geld kostet.

Hand aufs Herz: Was hatten Sie eigentlich vom Rauchen? «Schön» ist doch höchstens der erste Zug. Und auch nur deshalb, weil er den blankgescheuerten und vibrierenden Nerven Erleichterung verschafft. Er ist also eine klare Selbsttäuschung.

Raucher leben in ständiger Angst und Anspannung. Wie stark die Nerven gespannt sind, habe ich in meiner Sucht mehrmals und intensiv gespürt. Nach einem Anfall hatte ich öfters intensiven Muskelkater. Insbesondere die Armmuskeln schmerzen mich sehr stark. Etwa so, wie wenn ich am Vortag den ganzen Tag als Umzugsarbeiter geschuftet hätte. Während meiner Sucht befand ich mich in einer derart extremen Verspannung, dass mein Körper das medikamentöse Lösen dieser Verkrampfung unweigerlich mit Muskelkater beantwortete. Meine überreizten Muskeln und Nerven gaben mir unzweideutig zu verstehen, wie heftig sie missbraucht wurden. Diese riesige sinn- und nutzlose Kraftanstrengung meiner Muskeln war auch eine wichtige Ursache für meine dauernde Müdigkeit und Schlappheit.

Lesen Sie weiter:

Die abscheuliche, teure und gesundheitszerstörende Sucht habe ich definitiv überwunden. Ich habe sie ein für allemal weggelegt ohne jegliche Bedenken, ohne Reue, ohne Verlust. Sie gehörte nie in mein Leben. Sie war nie Teil meines wirklichen Wesens. Sie ist Vergangenheit, vorbei, vergessen.

Atmen Sie tief durch. «*Ich habe sie definitiv überwunden.*» Sie hatten eine Sucht, Sie waren im Tal, aber jetzt kennen Sie die Wahrheit, und Sie sind geheilt. Die Sucht war nie Teil Ihres Wesens, sie war aufgezwungen, durch viel Psychoterror über Jahre hinweg aufgenötigt. Sie waren blind, in einem psychologisch geschickt aufgebauten Kerker gefangen. Aber das alles ist nicht Ihr wirkliches Wesen. Sie sind frei und Sie bleiben frei.

Freuen Sie sich intensiv. Sehen Sie sich Ihr Foto an: unbeschwert, glücklich, leicht, fröhlich. Das ist Ihre Natur. Das sind Sie. So ist Ihr Wesen. Freuen Sie sich daran!

Markieren Sie Ihre Lesung des Aktivbildes auf Ihrem Blatt. Kehren Sie zurück an Ihren Arbeitsplatz und memorieren Sie Ihr Aktivbild, so oft es Ihnen einfällt.

Arbeiten Sie auch mittags, nachmittags und insbesondere auch am Abend wieder intensiv mit Ihrem Bild.

> Beginnen Sie, mit Ihrem Aktivbild zu leben. Alles, was Sie mit dem Lesen vertieft haben, muss ständig in Ihren Gedanken vorhanden sein. Es muss Sie den ganzen Tag verfolgen. Es muss Teil Ihrer Person werden. Übersteuern Sie alle anderen Gedanken bewusst und immer wieder mit der Wahrheit des Aktivbildes.

5.4 Der dritte Mittag

Salate

Auch heute bevorzugen Sie primär Früchte. Wenn Sie nach einer Alternative suchen, dann bietet sich Salat an. Damit Sie Salat bzw. Rohkost geniessen können, beachten Sie bitte folgendes:

Vermeiden Sie fetthaltige Saucen, schwer verdauliche Öle, Mayonnaise, vorfabrizierte Dressings. Solche Saucen bedeuten harte Arbeit für den Magen.

Bei schleppender Verdauung und vollem Magen bleiben Salate lange liegen. Sie beginnen zu gären. Gärung heisst Hitze, Gase oder gar Gifte.

Bevorzugen Sie Salat dann, wenn Ihre Verdauung regelmässig funktioniert. Die bekömmlichste Art, Salat zuzubereiten, ist, eine Zitrone über die Salatblätter auszudrücken, umzurühren und zu geniessen.

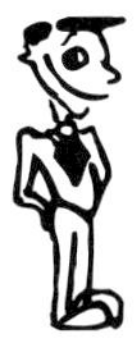

Also, ich mache das so: Ich nehme Zitrone anstelle von Essig, verdünne mit wenig Wasser, füge etwas Öl hinzu und würze mit Petersilie, Schnittlauch, Basilikum usw. Das schmeckt hervorragend.

Wasser

Auf die Wichtigkeit von Wasser habe ich bereits hingewiesen. Bleibt ein weiterer wichtiger Aspekt nachzutragen. Durch das Rauchen haben Sie Ihren Organismus stark belastet, ihm womöglich Schaden zugefügt. Ihr Organismus kann sich rascher und gründlicher erholen, wenn Sie ihn dabei unterstützen. Wasser ist ideal dazu, denn es ist Heilmittel Nummer eins. Diese Tatsache ist zwar wenig bekannt, trotzdem ist sie wahr. Die Richtigkeit kann auch sofort nachvollzogen werden, wenn bedacht wird, dass jede einzelne Zelle unseres Körpers in einer wässrigen Lösung lebt. Wasser ist sowohl Nährlösung als auch Medium zum Abtransport der Schlacken.

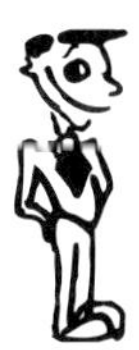

Wenn ich mir das richtig überlege, dann ist jeder Schmerz, gleichgultig, wo er im Körper entsteht, wohl in erster Linie ein Hilfeschrei der Zellen nach Wasser.

Sehen wir uns einige typischen Krankheiten an:

Krankheit	Wasser als Heilmittel
Asthma, Bronchitis	Über die Atmung gehen grosse Mengen Wasser verloren. Bei Wassermangel verkrampft der Organismus die Lunge und die Bronchien.
Bluthochdruck	Bei Wasserknappheit werden alle Wasserwege verkrampft, allen voran die Kapillaren. Herz- und Hirndurchblutung leiden zuerst.
Gastritis, Magengeschwüre, Sodbrennen	Für die Verdauung und insbesondere für die Neutralisierung der Magensäure wird viel Wasser benötigt. Gefahr bei zuwenig Wasser: Magenverschluss.
Herzbeschwerden, Brustenge	Verengte, verkrampfte Haargefässe zwingen das Herz zu kräftigerem Druck. Kein Herz hält das aus.
Kalte Hände und Füsse	Wasser steigert die Durchblutung und ist eine starke Energieversorgung des ganzen Organismus.
Krebs	Wenn die Säfte (Blut, Lymphe) nicht frei fliessen können, erhalten die Zellen ungenügend Nahrung und Sauerstoff und können verbrauchtes Material (z. B. Kohlensäure) nicht abtransportieren.
Rheuma, Arthritis, Ischias, Gicht	Knorpel von Knochen und Gelenken benötigen viel Wasser, um die geschmeidige Gleitfähigkeit zu erhalten. «Eingedickte» Knorpel reiben auf den Nerven und verursachen furchtbare Schmerzen.
Rückenschmerzen	Bandscheiben trocknen bei Wassermangel aus und fallen in sich zusammen. Wird genügend getrunken, saugen sie Wasser auf wie ein Schwamm.
Verstopfung	Im absteigenden Dickdarm wird dem verbleibenden Speisebrei Wasser entzogen. Der Stuhl verklumpt. Gefahr: Darmverschluss.
Zu hoher Cholesterinspiegel	Cholesterin schützt die Zellen vor Wasserverlust. Zuviel Cholesterin ist ein Hinweis auf Zellzerstörung.

Wasser lindert viele weitere Krankheiten, so beispielsweise Depressionen, Diabetes, Kopf- und Nackenschmerzen, Schwächeanfälle, Erkältungen, Spannungen, Alterungsprozesse, Runzeln, schlaffe Haut, Ohrensausen und viele mehr.

Beispiel

Ich selbst litt während Jahrzehnten unter fürchterlichen Kopfschmerzschüben. Immer und immer wieder stieg dieser Schmerz auf, überzog den Kopf oder die Stirn oder eine der Stirnhälften, setzte sich dort fest und brannte, stach, zuckte und wütete über Stunden oder über ganze Tage. Trotz aller Therapien, Medikamente und Massnahmen: Das Kopfweh tauchte so regelmässig auf wie das Amen in der Kirche. Es war sozusagen therapieresistent und wurde zusehends auch medikamenteresistent. Ich war nahe daran, zu verzweifeln, fiel abwechselnd in tiefe Depressionen und vage, rosarote Hoffnungen. Was ich auch tat, wen ich auch konsultierte, der Kopfschmerz war nicht zu besiegen. Bis ich meine erste Zitronenkur machte und danach weiterhin täglich konsequent zwei Liter reines Wasser trank. Da löste sich das Kopfweh nach und nach in Wohlgefallen auf. Es verschwand, wurde ausgespült, weggetragen und gehört seit jener Zeit der Vergangenheit an. In einem ähnlichen Zustand befinden sich viele Lungen-, Bronchien-, Gehirn- und Herzzellen von Rauchern.

Wasser ist denkbar einfach in der Anwendung. Alles, was Sie tun müssen, ist, es zu trinken. Ich bitte Sie deshalb, Ihre Ration von zwei Litern Zitronensaft regelmässig zu trinken. Mehr Flüssigkeit, insbesondere in Form von normalem Trinkwasser oder Kräutertee, ist erlaubt.

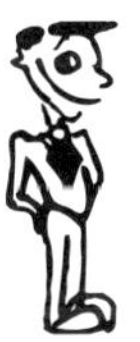

Also, da muss ich widersprechen. Auswirkungen haben solche Wassermassen schon. Es planscht im Bauch, und ich muss ständig zur Toilette rennen. Da kann man doch nicht behaupten, es hätte keine Folgen.

Nutzen Sie den Rest Ihrer Mittagspause für das Aktivbild. Sie benötigen bis heute abend den Nachweis, dass Sie mindestens fünfmal intensiv mit Ihrem Aktivbild gearbeitet haben.

5.5 Der dritte Nachmittag

Willenskraft

Möglicherweise haben Sie dieses Buch bisher eher gleichgültig oder abwartend gelesen. Sie konnten nicht so recht an den Erfolg glauben. In diesem Fall ist spätestens jetzt der Zeitpunkt gekommen, sich selber zu sagen: «Ich will definitiv aufhören, komme, was da wolle!» Dieser Entscheid fällt Ihnen aus zwei Gründen leicht:

- **Erstens** haben Sie dank Unterstützung durch Zitronensaft, Berühren und Aktivbild selbst erfahren, dass die Gier nachgelassen hat.
- **Zweitens** verfügen Sie über Willenskräfte.

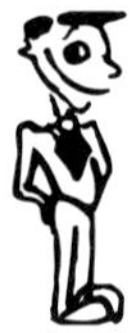

Willenskräfte? Will er mich jetzt veräppeln? Ich verfüge nicht über Willenskräfte, sondern über Riesenkräfte. Mein Wille ist stark wie ein Stier, mutig wie ein Löwe, geschmeidig wie ein Tiger und ausdauernd wie sonst etwas. Mit meinem Willen erreiche ich alles, was ich will.

Der Wille ist in der Tat ein Schlüssel zu Freiheit, Gesundheit und Glück. Mit einem starken Willen brechen und überwinden Sie jede Gewohnheit, so stark sie auch sein mag. Mit dem Willen kann man in der Schule bessere Noten holen, im Geschäftsleben Erfolge erzielen und eine kaputte Ehe retten. Der Wille ist eines der grossen menschlichen Geheimnisse, er entscheidet über Sieg oder Niederlage. So lange, als Sie an den Sieg glauben, den Willen voll und ganz einsetzen, so lange ist die Schlacht nicht verloren. Sobald Sie aber zulassen, dass sich Zweifel einschleichen, sind Sie auf dem absteigenden Ast. Wenn Sie beginnen, zu denken «es hat doch keinen Sinn mehr», ist die Sache verloren. Hüten Sie sich strikte vor dieser Versuchung. Killen Sie den Beginn solcher Gedanken sofort. Übersteuern Sie sofort mit: «Keine Frage, ich will.»

Dass der Wille sogar über Tod oder Leben entscheidet, erlebt jeder Arzt bei Patienten. Wenn ein Kranker sich selber aufgegeben hat, kann jede ärztliche Kunst versagen. Wenn ein Kranker so tief entmutigt ist, dass kein Funken Lebenswille mehr vorhanden ist, kann er so geschwächt werden, dass der Tod nicht mehr weit ist.

Wenn Sie gewohnt sind, Ihren Willen einzusetzen, dürfen Sie auch eine Formulierung in das Aktivbild aufnehmen. Schreiben Sie beispielsweise: «Keine Frage, ich will aufhören.» Vermeiden Sie Formulierungen wie «Ich will nicht mehr rauchen.» Negationen versteht das Unterbewusstsein nicht. Alles, was es dann versteht, ist: «Ich will mehr rauchen.» Das dürfte nicht ganz in Ihrem Sinne sein, oder?

Vermeiden Sie Negationen aller Art. Das Unterbewusstsein versteht sie nicht!

Machen Sie sich bewusst, dass die Formulierung «Ich will aufhören» erst eine Absichtserklärung ist die noch in die Tat umzusetzen ist. Sie haben sich damit auch noch nicht festgelegt, wann Sie tatsächlich aufhören werden. Formulieren Sie deshalb besser:

«Keine Frage, am ________________ (Tag nach dem letzten Vorbereitungstag) höre ich auf zu rauchen.»

Der zweite Beweggrund: Liebe

Wie bereits festgehalten, geben Raucher ihre Gewohnheit hauptsächlich aus drei Gründen auf, nämlich aus Geldmotiven, Liebe oder gesundheitlichen Überlegungen. Liebe ist ein starkes Motiv mit vielen Gesichtern.

Beispiel

Als ich erfuhr, dass Ottilie schwanger war, las ich ihr die medizinischen Berichte über die Auswirkungen des Rauchens auf das ungeborene Kind vor: Der Herzschlag des Fötus beschleunigt sich stark, wenn die Mutter den ersten Zigarettenzug macht. Das Kind leidet unter Sauerstoffmangel, und die Gefahr von Früh- oder Fehlgeburten steigt stark an. Babys von Raucherinnen sind bei der Geburt meist auch kleiner und haben we-niger Gewicht, sie haben schlechtere Überlebenschancen und sind krankheitsanfälliger als die Neugeborenen von Nichtraucherinnen. Ottilie hat das Rauchen aus Liebe zu ihrem ungeborenen Kind aufgegeben.

Wenn Sie das Rauchen nicht für sich selbst aufgeben, so sollten Sie es aus Liebe zu Ihren Kindern oder zum nichtrauchenden Partner tun. Haben Sie sich schon einmal überlegt, welch schlechtes Beispiel Sie Ihren Kindern mit dem Rauchen geben? Wie stark Sie deren Lungen und Bronchien belasten? Oder welche gesundheitlichen Nachteile Sie Ihrem nichtrauchenden Partner zumuten?

Lesen Sie Ihr Aktivbild und denken Sie einen Moment darüber nach, wieviel Sie gewinnen können, wenn das Familien- und Eheleben harmonisch verläuft. Wie schön kann ein trautes Heim sein! Wie gemütlich eine saubere Wohnung! Wie viel Geborgenheit, Selbstsicherheit und Kraft kann aus tiefer, innerer Übereinstimmung in der Ehe gewonnen werden! Malen Sie sich aus, was Sie alles gemeinsam unternehmen können, wenn das trennende Laster Rauchen nicht mehr zwischen Ihnen steht.

Wissen Sie was? Jetzt macht mir sogar Küssen wieder Freude. Der schale Gestank nach abgestandenem Rauch und der schlechte Mundgeruch waren wirklich abscheulich. Aber jetzt: Ich bin wieder verliebt wie ein kleiner Junge.

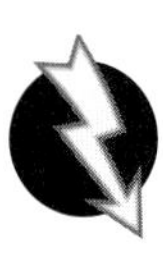

> Wenn Sie das Rauchen nicht aus Liebe zu jemand anderem aufgeben, so tun Sie es aus Liebe zu sich selbst. Sie lieben sich doch, oder?

5.6 Der dritte Abend

Gestalten Sie den dritten Abend wie die Abende davor:

- ☐ Vermeiden Sie das Sitzen in Ihrem rauchgeschwängerten Lieblingssessel.
- ☐ Gehen Sie vielmehr ins Bad und waschen Sie sich das Gesicht.
- ☐ Bereiten Sie dann ein gutes, schmackhaftes Gemüsegericht zu.
- ☐ Stehen Sie sofort nach dem Essen wieder auf.
- ☐ Räumen Sie ab, waschen Sie ab. Beschäftigen Sie sich.
- ☐ Gehen Sie an die frische Luft, machen Sie einen kleinen Spaziergang.
- ☐ Bereiten Sie alles für den nächsten Tag vor.
- ☐ Bereiten Sie sich auf die Nacht vor, d. h. nehmen Sie ein Bad, wenn Sie unter Schlafstörungen leiden.
- ☐ Nehmen Sie, sofern notwendig, ein Abführmittel.

Zweites Erfolgshemmnis: Alkohol

Alkohol lähmt Ihre Willenskraft und muss deshalb als Erzfeind behandelt werden. Alkohol wirkt direkt auf jene Gehirnzentren, die Sitz des Verstandes, der Willenskraft und der Urteilsfähigkeit sind. Erklären Sie Alkohol wirklich zum Feind. Meiden Sie ihn in jeder Form und in jeder Menge. Selbst mit Alkohol abgeschmeckte Speisen sind absolut tabu.

Partys, Stammtische, Zusammenkünfte, Versammlungen sind in diesen vier Tagen gestrichen, denn bei solchen Anlässen ist die Versuchung zu gross. Es gibt genügend Beispiele von Menschen, die erhebliche Fortschritte gemacht hatten und das Aufgeben des Rauchens sicherlich geschafft hätten, sich aber zu Alkohol verleiten liessen. Ein kleines Glas getrunken, und einige Zeit später gehen Ihnen die Zigaretten aus, weil Sie ein halbes Päckchen geraucht haben. Hier gilt das Sprichwort: Wer sich in Gefahr begibt, kommt darin um.

Verzichten Sie auf Alkohol. Sollte Ihnen in diesen vier Tagen ein Rausch passieren, dann brechen Sie sofort ab. Es macht keinen Sinn mehr, weiterzufahren. Ihr Organismus ist zu geschwächt, um die Umstellung wirklich reibungslos verkraften zu können. Planen Sie Ihren Entschluss, das Rauchen aufzugeben, neu und starten Sie dann zu gegebener Zeit mit frischem Mut.

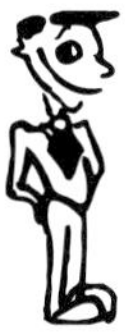

Meine Devise war: «Ein Gläschen in Ehren kann niemand verwehren.» Ich habe dafür gebüsst. Meine Gier wuchs ins Unermessliche. War sie vorher abgeflaut, kam sie jetzt mit harter Faust zurück. Unter uns: Es ist nicht notwendig, dass Sie meinen Fehler wiederholen. Ich bin von Natur aus etwas unbelehrbar – und ich musste die Konsequenzen tragen. Sie aber machen es sicher besser.

Dritter Rückblick und Ausblick

Bleiben Sie nach dem Nachtessen nicht sitzen. Stehen Sie auf, machen Sie einen kurzen Verdauungsspaziergang. Dann kommen Sie zurück, setzen sich an einen Tisch und halten fest, was Sie heute alles erreicht haben:

- ☐ Sie haben Ihren Kaffeekonsum reduziert und fühlen sich dank dem kalten Waschen und der leichten Kost trotzdem besser und leistungsfähiger als die Tage davor.
- ☐ Sie haben begonnen, gezielt zurückzuschlagen. Sie lassen sich nicht länger ein X für ein U vormachen, sondern nennen das Rauchen bei den Namen, die es verdient.
- ☐ Wasser enthält tiefe Geheimnisse. Sie haben begonnen, sie zu erkunden.
- ☐ Alkohol ist Gift, genauso wie Nikotin. Sie meiden ihn wie die Pest.
- ☐ Salate sind gut, aber Rohkost setzt eine geregelte Verdauung voraus.
- ☐ Sie haben erkannt, welche Macht Ihr eigener Wille ist, und Sie haben bekräftigt: «Ganz klar, ich höre auf!»
- ☐ Sie haben sich mehrmals und intensiv in das Aktivbild vertieft. Sie schätzen die Urkraft als Hilfe im Kampf gegen den Feind, der jetzt immer klarer hervortritt.

Stunde der Wahrheit

Auch heute abend kommt die Stunde der Abrechnung: Haben Sie

- ☐ zwei Liter getrunken,
- ☐ das Aktivbild mindesten fünfmal intensiv gelesen,
- ☐ sich mehrmals liebevoll berührt?
- ☐ Alkohol und schweres Essen vermieden?
- ☐ allfälligen Kaffeekonsum mit Wasser ausgeglichen?

Wenn ja: Freuen Sie sich und gehen Sie weiter!
Wenn nein: Bitte wiederholen Sie morgen den heutigen Tag nochmals.

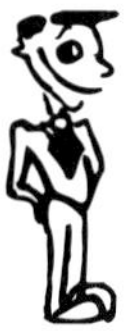

Psst, seid leise, ich schlafe schon fast. Ich träume gerade so schön, wie ich frei, unbeschwert und unbelastet mein Leben geniesse. Mein Atem ist rein und läuft reibungslos, ich fühle mich verjüngt, kräftig, mutig. Ich sehe meine Zukunft positiv. Ich bin ein echter Sieger und Strahlemann. Seht her, ich habe es geschafft! Nur noch ein Tag, und auch Sie gehören zu den Siegern.

6 Der vierte Vorbereitungstag

6. Der vierte Vorbereitungstag

Ausgangslage:

Sie haben es beinahe geschafft. Halten Sie noch heute durch, bleiben Sie konsequent, und der Erfolg ist Ihrer!

Der vierte Morgen
Sie stehen wie gewohnt mindestens eine Viertelstunde früher als normal auf und durchlaufen das morgendliche Prozedere, bestehend aus Früchten, Zitronensaft, Waschen, Atmen und Aktivbild. Auch heute reduzieren Sie den Kaffeekonsum bestmöglich und verzichten vollständig auf Alkohol.

Der vierte Vormittag
Sie vertiefen sich eingehend und lange in das Aktivbild. Heute kommt der schöne Teil des Aktivbildes: die Befreiung, der Gesundheitsgewinn, die Geldersparnis. Sie lernen, in diesen sehr angenehmen Bildern zu schwelgen.

Das vierte Mittagessen
Auch heute haben Sie die Wahl zwischen Früchten oder Salaten oder einer Kombination daraus. Sofern Sie kombinieren, essen Sie die Früchte selbstverständlich als Vorspeise, denn Sie wissen ja, dass sie rascher verdaut werden als Salat.

Sie vertiefen sich nochmals in die Problematik der Gewichtszunahme und atmen erleichtert auf, denn Sie werden bestimmt weder Hunger leiden noch zunehmen.

Sie erkennen die Klippen, wie beispielsweise Zucker, und sorgen kräftig vor, dass Sie keine Heisshungerattacke erleiden.

Der vierte Nachmittag
Heute sind Sie ganz besonders gesundheitsbewusst und führen sich vor Augen, wie schrecklich und schmerzhaft Raucherkrankheiten wirklich sind. Sie freuen sich auf das, was Sie als Nichtraucher erwartet: Gesundheit, Energie, Kraft, klares Denkvermögen…

Der vierte Abend
Sie hüten sich wohlweislich, im rauchgeschwängerten Fernsehsessel zu versinken. Sie sind vielmehr aktiv, bereiten sich ein schmackhaftes Gemüsegericht zu.

Dem Hemmnis Müdigkeit gehen Sie aus dem Weg, indem Sie aufstehen und einen Spaziergang unternehmen.

In einem kleinen Rückblick durchwandern Sie nochmals alle Stufen der Vorbereitungstage und gehen beruhigt schlafen, denn Sie sind optimal für den morgigen entscheidenden Tag gerüstet.

6.1. Das Ziel am vierten Vorbereitungstag

Das Ziel heute ist, die neuen Gewohnheiten so gut zu beherrschen, dass sie Ihnen ganz natürlich erscheinen. Ziel ist weiter, zu erkennen, dass Ihnen absolut nichts fehlt, wenn Sie nicht mehr rauchen. Denken Sie einen kleinen Moment darüber nach. Eigentlich ist es verrückt: Sie hatten sich jahrelang vor Entzugserscheinungen gefürchtet und sind in Ihrem Leben immer und immer wieder in helle Panik ausgebrochen, wenn Sie keine Zigaretten hatten. Und jetzt sehen Sie eine Lösung: Die körperliche Gier ist am Abflauen, und Sie beginnen, die Wahrheit über das Rauchen zu erkennen. Sie werden diese ekligen Dinger überhaupt nicht vermissen! Sie sind ganz im Gegenteil lästig, abstossend, gefährlich.

In diesem Sinne starten Sie frohgemut in den vierten Vorbereitungstag.

6.2 Der vierte Morgen

Der vierte Morgen läuft genau gleich wie der erste, nämlich:

- ☐ Sofort aufstehen
- ☐ Ein Glas lauwarmes Wasser trinken
- ☐ Ein Glas Zitronensaft trinken
- ☐ Zur Toilette gehen
- ☐ Frühstücken: Früchte oder frischer Fruchtsaft
- ☐ Vitamine zu sich nehmen
- ☐ Tüchtig durchatmen an der frischen Luft
- ☐ Duschen/waschen und sich danach definitiv aufwecken durch kaltes Waschen. Heute sollte das kalte Waschen mit einem Waschlappen bereits zum festen Ritual gehören.
- ☐ Das Aktivbild intensiv lesen, studieren, meditieren
- ☐ Zur Arbeit gehen

6.3 Der vierte Vormittag

Essen Sie Ihr Aktivbild

Auch heute benützen wir die vormittägliche «Kaffee»-Pause für unsere Zwecke. Rüsten Sie sich wieder aus mit dem Aktivbild, mit Früchten und mit Zitronensaft und ziehen Sie sich für mindestens fünf Minuten in eine stille Ecke zurück.

Legen Sie das Aktivbild vor sich hin und lassen Sie es zuerst einige Augen-blicke auf sich einwirken. Nehmen Sie das Foto und den Text instinktiv auf. Sie wissen ja jetzt genau, was im Text steht. Vergegenwärtigen Sie sich Ihr Bild, das zwar aus der Vergangenheit stammt, aber doch Sie in Ihrem tiefsten Wesen zeigt. So waren Sie, und so sind Sie nach wie vor. Das ist Ihr Kern, Ihr Ebenbild.

Dann beginnen Sie den Text zu lesen. Lesen Sie ihn mehrmals durch und verweilen Sie dann beim dritten Abschnitt.

Lesen Sie:
Ich bin glücklich, frei, erlöst.

Was heisst ***Glück*** für Sie? Definieren Sie dieses Wort. Denken Sie darüber nach. Machen Sie sich Bilder zu diesem Inhalt. Versinken Sie in Erinnerungen. Verweilen Sie mindestens eine Minute. Das gleiche tun Sie mit den Begriffen ***Freiheit*** und ***Erlösung.***

Dann lesen Sie weiter:
Ich atme tief durch und freue mich jede Minute meines Lebens über meinen Gesundheitsgewinn, den reinen Atem und die Geldersparnis.

Versinken Sie in Gedanken, in Träumen, Erinnerungen, Bildern. Was ist ***Gesundheit*** für Sie? Ein lustig sprudelnder Bergbach? Ein prächtig blühender Kirschbaum? Ein übermütig tanzendes Kind? Der reiche Duft blühender Rosen im Sommer? Das sind Sie, das ist Ihre Gesundheit, das ist Ihr Leben.

Sie dürfen das Aktivbild auch weiter ausdehnen. Tragen Sie einfach alle weiteren Vorteile ein, die Ihnen das Ablegen der Sucht verschafft, so etwa der Gewinn an Vitalität und Kraft, das Wegfallen des schlechten Atems usw.

Vorsicht: Formulieren Sie nie negativ, sondern immer nur positiv. Verwenden Sie kein «nein», «nicht» usw.

Kleiner Exkurs in positivem Denken:

Das Wort Nichtraucher enthält leider die Negation «nicht» auch. Es ist in unserem Sprachgebrauch zwar eingebürgert, trotzdem erscheint es mir in Bezug auf die Wirkung in unserem Unterbewusstsein nicht ganz unproblematisch. Nicht auszudenken, wenn unser Unterbewusstsein vom Merksatz «Ich bin ein eingefleischter Nichtraucher» nur versteht: «Ich bin ein eingefleischter Raucher.» Damit hätten wir die Katastrophe programmiert.

Aus diesem Grunde würde ich ganz gerne ein neues Wort für den Nichtraucher kreieren, nämlich «**Rauchloser**». Ich empfehle Ihnen, dieses Wort an Stelle von «Nichtraucher» zu verwenden. Es mag nicht richtiges Deutsch sein, ist aber erheblich sicherer, denn es vermeidet die beschriebene Gefahr. Ich werde «Rauchloser» in diesem Manuskript ab hier wahlweise verwenden. Bitte korrigieren Sie jetzt auch Ihr Aktivbild, indem Sie «Nichtraucher» durch «Rauchloser» ersetzen.

Was haben Sie soeben gelesen? Sie freuen sich jede Minute Ihres Lebens. Denken Sie wortwörtlich in jeder freien Minute an dieses Wort. Sagen Sie sich tagsüber, bei aller Arbeit, mitten in der Besprechung, auf dem Arbeitsweg immer und immer wieder: «*Ich freue mich jede Minute meines Lebens…, ich bin frei…, ich bin glücklich…, ich bin erlöst…, ich bin ein eingefleischter Nichtraucher…, ich bin ein Rauchloser…*»

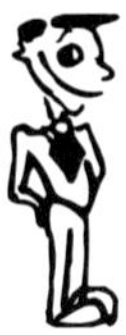

Wenn der wüsste... Das mache ich schon lange. Ich meine das Denken zwischendurch. Und zwar mit allen möglichen Gedanken. Die Gedanken sind nämlich immer viel, viel schneller als das, was ich gerade mache. Also kann ich meine Gedanken ohne weiteres immer wieder spazieren lassen.

Unter uns gesagt: Er hat schon recht, das Schwelgen in Bildern wie *ich bin gesund* (Rosengarten) oder *ich bin frei* (Strand auf Mallorca) oder *ich bin glücklich* (Hochzeitsnacht) ist phantastisch. Versuchen Sie es ruhig einmal. Sie werden staunen.

Beispiel

Rüdiger besuchte ein Seminar und war sehr entrüstet, als ich den Teilnehmern empfahl, sich auch während der Arbeit gedanklich mit dem Aktivbild zu beschäftigen. Er sagte wörtlich: «Wenn Sie die Mitarbeiter so aufstacheln, dann sind sie nicht mehr bei der Arbeit. Sie konzentrieren sich nicht mehr, machen Fehler, und wir müssen dafür Löhne bezahlen oder riskieren Unfälle.» Ich habe ihm zwei Dinge zu erklären versucht:

Erstens ist unser menschlicher Computer so schnell und so leistungsfähig, dass er bis zu 90% der ganzen Zeit gelangweilt im Leerlauf vor sich hin dämmert. Das Denken für und bei der Arbeit macht er, da es meist Routine ist, so quasi nebenbei. Wenn er sich also neben der Arbeit noch mit etwas anderem beschäftigt, dann tut das der Arbeitsqualität in aller Regel keinen Abbruch. Zudem können Sie als Arbeitgeber dieses «Fremdgehen» der Gedanken weder befehlen noch wirklich verhindern. Alle Menschen tun es nämlich immer. Sie denken beispielsweise an die nächste Zigarette, die ja auch ein Zeitverlust ist. Oder sie denken an die Ferien, an Weihnachten, an die kranke Grossmutter, an finanzielle Probleme.

Zweitens sind fröhliche, unbelastete Menschen die wesentlich besseren und auch erheblich leistungsfähigeren Angestellten als die griesgrämigen, gelangweilten, kettenrauchenden.

Setzen Sie am Schluss Ihrer Lesung einen Strich beim vierten Tag, verstauen Sie das Aktivbild wieder und kehren Sie zur Arbeit zurück. Freuen Sie sich auf die nächsten Lesungen in der Mittagspause, am Nachmittag und am Abend.

Machen Sie einen kleinen, aber nichtsdestotrotz sehr wichtigen Selbstversuch: Nehmen Sie eine einzige klare Aussage, beispielsweise:

- Ich bin frei

  oder

- Das Rauchen hasse ich, das Rauchen lasse ich

  oder

- Juchhee, ich bin eingefleischter Nichtraucher

  oder

- Juchhee, ich bin ein Rauchloser

Notieren Sie Ihren Satz auf einem Blatt Papier. Kontrollieren Sie jetzt durch Striche auf dem Blatt, wie oft Sie diesen Merkspruch am heutigen Tag bewusst denken. Beginnen Sie, Ihren Satz als Waffe gegen alle Versuchungen zu gebrauchen. Mit etwas Training und Konsequenz sollten heute abend über 100 Striche auf Ihrem Blatt stehen.

Benutzen Sie für Ihre Zählung die Strichliste am Ende dieses Buches.

6.4 Der vierte Mittag

Magenschleimhaut

Die Schadstoffe des Rauchens reizen die Magenschleimhaut und sie erschweren die normale Magenfunktion. Eine entzündete Magenschleimhaut kann nur im Laufe der Zeit genesen. Sie sind auf dem besten Weg dahin, denn Sie haben Ihrem Magen keine schweren, fetten Mahlzeiten, keinen Alkohol und so gut wie keinen Kaffee mehr zugemutet. Zudem haben Sie den Heilungsprozess durch den Zitronensaft und durch natürliche Früchte in Gang gesetzt.

Gewichtszunahme

Viele Raucher befürchten eine erhebliche Gewichtszunahme, wenn sie aufhören zu rauchen. Diese Befürchtung ist nicht unbegründet, und zwar aus mehreren Gründen:

In der Entwöhnungsphase konsumieren viele Raucher

- quantitativ wesentlich mehr, denn sie sind übernervös und versuchen, durch Essen zu kompensieren,
- schärfer gewürzte und fetthaltige, schwere Speisen, um sich abzulenken oder um das flaue Gefühl im Magen auszugleichen,
- erhebliche Mengen von Süssigkeiten als Ersatzprodukte,
- Kaugummis als Ablenkung,
- weitere Ersatzstoffe, wie beispielsweise Lutschtabletten die meist viel Zucker enthalten und dadurch rasch zu einer Gewichtszunahme führen.

Alle diese Gefahren vermeiden Sie, indem Sie an Früchten festhalten, kräftig durchatmen, sich immer und immer wieder berühren und fleissig Zitronensaft trinken. So tun Sie Ihrem Organismus etwas sehr Gutes und vermeiden die unerwünschten Nebeneffekte. Die von mir vorgeschlagene Ernährung (Früchte, Salat, Gemüse) macht nicht dick, ausser, Sie kochen das Gemüse mit viel Fett oder Butter, bepflastern es mit fetthaltigen Saucen, streuen Käse darüber usw. Halten Sie sich bitte an die Empfehlungen:

- Früchte frisch und naturbelassen,
- Salat mit Zitronensaft und gegebenenfalls etwas kaltgepresstem pflanzlichem Öl,
- Gemüse dämpfen und mit Kräutern würzen.

Wenn Sie so vorgehen, haben Sie erstens erheblich mehr Genuss, weil der eigentliche Geschmack unverdorben bleibt, und Sie können zweitens so grosse Mengen vertilgen, wie Sie gerne möchten – ohne dabei zuzunehmen. Garantiert.

Zucker, Raucherersatzstoffe

Essen Sie auch heute mittag Früchte oder Salate. Durch diese Art der Ernährung wird der Heisshunger auf Süssigkeiten zurückgebunden. Mit anderen Worten: Wenn Sie genügend Früchte essen, dann kommen Sie nie in Versuchung, als Ersatz für Zigaretten Schokolade, Riegel, Kaugummi, Lutschtabletten usw. zu konsumieren. Alle diese Stoffe sind problematisch, denn sie enthalten grosse Mengen Zucker.

Zucker ist ein Vitaminräuber übelster Sorte. Der raffinierte Zucker enthält weder Kalzium, Phosphor, Eisen noch Vitamin B1. Da unser Körper Vitamin B1 benötigt, um Zucker zu verbrennen, öffnet sich eine Schere: Der Körper benötigt viel davon, um die Folgen des Rauchens abzubauen, und gleichzeitig, um Süssspeisen zu verdauen. Der Vorrat an Vitamin B1 wird so rasch erschöpft. Wie wirkt sich das aus? Ihre Nerven liegen blank. **Das ist der eigentliche Grund, weshalb Menschen, die das Rauchen aufgeben, supernervös sind.** Gesunde, stabile Nerven benötigen Sie aber dringend, wenn Sie den Kampf gewinnen wollen.

Aus diesem Grund ist die Gewohnheit vieler Raucher, das Abgewöhnen durch Kaugummi, Süssigkeiten oder andere Ersatzstoffe zu erleichtern, nicht nur falsch, sondern im höchsten Masse kontraproduktiv.

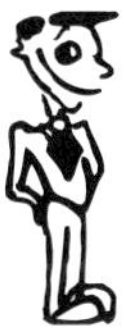

Ich kann das nur bestätigen. Alle meine Versuche mit Ersatzstoffen, Kaugummi usw. sind fehlgeschlagen. Früher oder später hing ich wieder am Stengel. Zu allem Elend hatte ich auch noch zugenommen.

Verträglich für unseren Körper sind nur natürliche Zuckersorten, so insbesondere der Fruchtzucker in den Früchten. Er wird rasch abgebaut, und die Früchte liefern zudem Vitalstoffe. Bleiben Sie also auch heute eisern bei Früchten und Salaten.

Nutzen Sie den Rest Ihrer Mittagspause für das Aktivbild. Sie benötigen bis heute abend den Nachweis, dass Sie mindestens fünfmal intensiv mit Ihrem Aktivbild gearbeitet haben.

6.5 Der vierte Nachmittag

Der dritte Beweggrund: Gesundheit

Nachdem wir uns über Geld und Liebe unterhalten haben, denken wir jetzt über Gesundheit nach. Zwar glauben viele Raucher, sie wären gegen Nikotin immun oder sonstwie gefeit. Warum aber husten sie? Warum sind sie so kurzatmig, wenn sie treppensteigen müssen, weil der Lift streikt? Warum haben sie gelegentlich Herzschmerzen?

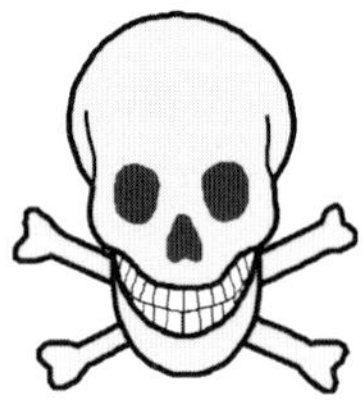

Was meinen Sie? Irgendwann muss jeder sterben? Ja, das stimmt. Bleiben nur die Fragen wann, und wie qualvoll dieser Tod sein wird. Können Sie sich vorstellen, wie fürchterlich der Zustand der Atemnot ist? Ihr Körper atmet mit aller Kraft ein, aber es gelingt ihm nicht. Sie haben das Gefühl, gleich zu zerplatzen, denn Ihr Gehirn signalisiert höchste Gefahr. Die Nerven beginnen zu rasen, der Sauerstoffmangel zerreisst die Lungen, das Herz krampft sich in der Brust zusammen, die Hölle bricht aus. Sie geraten zusehends in Panik und atmen nochmals mit verzweifelter Kraft, die Lungen brennen wie Feuer. Je mehr Sie sich anstrengen, um so enger wird der Hals. Schweiss bricht aus und läuft Ihnen über den Rücken. Sie strengen sich verzweifelt an, der Schweiss läuft jetzt in Bächen über die Stirn, den Nacken, die Arme, den Oberkörper. Die Augen werden starr und treten aus den Augenhöhlen hervor. Sie sind in völliger Panik und haben das Gefühl, mindestens drei Stunden mit dem Tod gerungen zu haben, dabei sind es in Tat und Wahrheit noch keine zwei Minuten. Endlich, endlich gelingt es Ihnen mit einem lauten Röcheln, etwas Luft in die Lungen zu pumpen. Langsam beruhigen sich Ihre Nerven, der nächste, keuchende und quietschende Atemzug gelingt etwas besser. Völlig erschöpft sinken Sie in einen Sessel und schwören sich, das Rauchen sofort aufzugeben.

Raucherkrankheiten sind grässliche, schmerzhafte Krankheiten.

Raucher leben mit ständiger Angst. Auch wenn viele sich diese Angst nicht offen eingestehen und sich für immun halten, so ist die Angst doch unterschwellig da. Die Angst vor Krebs. Angst vor Asthma. Angst vor Herzkrankheiten. Leider sind diese Ängste nicht unbegründet. Die Krankheiten werden ausbrechen. Unweigerlich. Auch bei Ihnen. Es ist lediglich eine Frage der Zeit, wann die Teerablagerungen Ihren Organismus so weit geschädigt haben, dass er zusammenbricht. Es ist lediglich eine Frage der Zeit, wann die über 2000 schädlichen und giftigen Substanzen Ihren Organismus so weit geschwächt und zerstört haben, dass Sie unsagbare Qualen leiden werden.

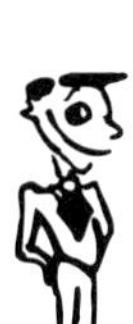

Ehrlich und unter uns: Er hat leider nicht übertrieben. Ganz im Gegenteil. Rauchen verursacht ausserordentlich schmerzhafte Krankheiten. Da ist es auch kein Trost, wenn die Krankenversicherung zahlt. Den Schmerz und die Panik muss jeder selbst tragen.

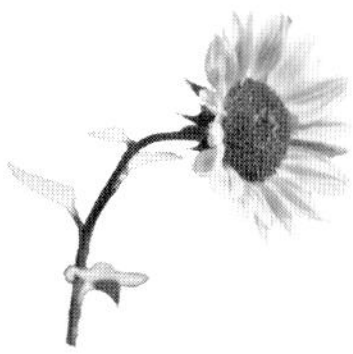

Wieviel können Raucher gewinnen, wenn sie aufhören zu rauchen? Sehr viel, nämlich:

✓ Sie spüren einen deutlichen Gesundheitsgewinn

✓ Sie verfügen über mehr Energie, ihre Leistungsfähigkeit nimmt zu

✓ Das Atmen fällt ihnen leichter, der Raucherhusten verschwindet

✓ Der Mundgeruch verschwindet, sie erleben Wohlbefinden

✓ Ihre Geschmacksnerven erwachen wieder, das Essen und Trinken schmeckt reichhaltiger

✓ Sie erleben ein neues Gefühl der Reinlichkeit, denn Kleider und Räume riechen nicht mehr nach Rauch

✓ Sie geniessen eine neue Freiheit, denn sie müssen keine Raucherutensilien mehr mit sich herumtragen

✓ Ihr Selbstvertrauen und ihre Selbstachtung wird gestärkt, sie fühlen sich als Sieger

✓ Sie ernten viel Lob und Bewunderung, denn insgeheim möchten die meisten Raucher ihre Sucht loswerden

✓ Sie verfügen über ein klares Denkvermögen und bewahren so einen kühlen Kopf in stressigen Situationen

✓ Sie steigern ihre Konzentrationsfähigkeit

✓ Sie gewinnen innere Ausgeglichenheit und Zufriedenheit

✓ Sie erleben Inspiration und Kreativität

✓ Sie freuen sich ihres Lebens und geniessen die neue Unabhängigkeit

✓ Sie steigern das familiäre Glück: Kinder und Partner sehen zu ihnen auf

✓ Sie vermeiden das schlechte Gewissen gegenüber Kindern, Partner, Arbeitskollegen, der Umwelt

✓ Sie sparen sich die Zigarettenkosten und verfügen so über viel Geld für die schönen Dinge im Leben

Machen Sie sich bewusst, dass nicht Ihr Arzt, Psychologe, Pfarrer, Priester oder Heilpraktiker, sondern Sie selbst weitestgehend darüber entscheiden, wie gesund, munter und leistungsfähig Sie sind. Durch Ihre Lebensweise und Ihre Ernährung entscheiden Sie selbst fast vollständig darüber, ob Sie fit und vital bis ins höchste Alter bleiben.

6.6 Der vierte Abend

Gestalten Sie den vierten Abend wie die Abende davor:

- ☐ Vermeiden Sie das Sitzen in Ihrem rauchgeschwängerten Lieblingssessel.
- ☐ Gehen Sie vielmehr ins Bad und waschen Sie sich das Gesicht.
- ☐ Bereiten Sie dann ein gutes, schmackhaftes Gemüsegericht zu.
- ☐ Stehen Sie sofort nach dem Essen wieder auf.
- ☐ Räumen Sie ab, waschen Sie ab. Beschäftigen Sie sich.
- ☐ Gehen Sie an die frische Luft, machen Sie einen kleinen Spaziergang.
- ☐ Bereiten Sie alles für den nächsten Tag vor.
- ☐ Bereiten Sie sich auf die Nacht vor, d. h. nehmen Sie ein Bad, wenn Sie unter Schlafstörungen leiden.
- ☐ Nehmen Sie, falls notwendig, ein Abführmittel.

Drittes Erfolgshemmnis: Müdigkeit

Hippokrates, der Urvater aller Mediziner, hat 460 v. Chr. Ordnungsprinzipien für Gesundheit und ein langes Leben aufgestellt. Unter anderem hat er empfohlen, den Rhythmus von Bewegung und Ruhe, von Arbeit und Freizeit zu lernen. Es scheint ein urmenschliches Phänomen zu sein, sich müde in den Fernsehsessel zu fläzen und bis tief in die Nacht hinein passiv zu konsumieren. Unsere Zivilisation hat sogar neue medizinische Fachausdrücke für ganz bestimmte Krankheitsbilder entwickelt, nämlich CFS (Chronic Fatigue Syndrom, d. h. die dauernde Müdigkeit) und Burn-out (das Ausgebranntsein). Man fühlt sich dauernd müde und abends derart ausgelaugt, dass man viel zu schwach ist, um sich zu erheben und einen kleinen Spaziergang zu machen. Dabei wäre gerade das die Lösung für das Problem.

Das Gefühl der Müdigkeit und Schlappheit entsteht meist deshalb, weil wir unseren Organismus zu ständiger Höchstleistung zwingen und unsere Gefühle abkapseln und korrumpieren. Wir gönnen uns keine Ruhepause und wir leben unnatürlich. Damit zünden wir unsere Lebenskerze an beiden Seiten gleichzeitig an. Wie unsinnig dieses Verhalten ist, zeigt auch ein technischer Vergleich: Kein Ingenieur lässt die von ihm konstruierte Maschine auf vollen Touren laufen. Die Dauerleistung, die einer Maschine tatsächlich abverlangt wird, liegt immer nur bei etwa drei Vierteln der maximal möglichen Leistung.

Wir Menschen sind für Leistung, Anspannung, Hektik und für seelische Belastung gebaut – aber wir benötigen ebenso regelmässig Ruhepausen und Entspannung. Und die finden wir nicht in verkrümmter Haltung vor dem TV-Gerät.

Ausspannen, entspannen, loslassen, sich erholen – wir alle wissen, dass es notwendig ist –, und selten jemand weiss, wie es richtig gemacht wird. Oder wir fühlen uns zu müde dazu. Und darin liegt die Tragik der Situation. Wir fühlen uns derart ausgelaugt, dass wir keine Energie mehr haben, uns zu erholen. So versinken wir in immer tiefere körperliche und geistige Erschöpfung, werden lustlos, antriebslos und deprimiert.

Diesen Teufelskreis können Sie nur mit einem klaren Entschluss brechen: Aufstehen, Schuhe anziehen, an die frische Luft gehen, tief durchatmen, alles Belastende bewusst vergessen. Bleiben Sie in beidem hartnäckig. Atmen Sie tief durch. Atmen Sie sich die ganze Belastung des Tages von der Seele. Schalten Sie ab, vergessen Sie. Abschalten ist nicht selten ein richtiger Kampf. Die Sorgen sind drückend, klebrig, belastend. Sie stürmen immer und immer wieder auf uns ein. Weisen Sie diese Plagegeister stur zurück.

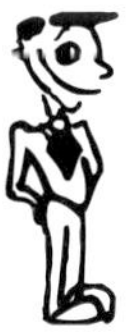

Soll ich Ihnen meinen Trick verraten? Jedes Mal, wenn wieder so eine Sorge daherkommt, dann sage ich zu ihr: «Ich habe jetzt Büroschluss. Der Laden ist dicht. Rutsche mir den Buckel runter. Du kannst ja morgen wieder anrufen, wenn Du willst. Und wenn nicht, dann freue ich mich darüber.»

Und wenn die gleiche Sorge wieder und wieder kommt, dann rennt sie verschlossene Türen ein. Ich höre sie gar nicht mehr.

Nein, ich verdränge die Sorge damit nicht, denn morgen im Büro, da stelle ich mich ihr und da löse ich das Problem. Aber heute abend, da will und brauche ich meine Ruhe.

Viele Menschen meinen, sie könnten vor dem Fernseher abschalten. Da mag ein interessanter Film laufen und sie mögen ihr Problem oder ihr Elend tatsächlich für einige Zeit vergessen. Aber es ist nicht wirklich weg, sondern lauert nur im Hintergrund. Wenn der Film zu Ende ist, ist die ganze Not wieder da und überfällt sie um so drückender. In dieser Situation keine Zigaretten anzuzünden ist ein Kunststück. Deshalb: Lassen Sie es erst gar nicht so weit kommen! Gönnen Sie Ihrem Geist und Ihrem Körper Sauerstoff und Ruhepausen.

Sie müssen sich dringend erholen. Sie benötigen Licht und Luft. Und Sie müssen Ihrem Geist eine Ruhepause gönnen. Sonst drehen Sie – früher oder später – völlig durch. Da helfen dann auch keine Zigaretten mehr!

Beispiel

Rainer berichtete mir einige Zeit nach meiner Beratung, dass er einen Traum hatte. Er sass in einem Gefängnis und war tief innerlich unglücklich über diesen Zustand. Das allerdings verdrängte er gründlich. Da er keinerlei Möglichkeiten sah, aus dem Gefängnis auszubrechen, versuchte er, sich so gut und so angenehm als möglich einzurichten. Er liess sich ein eigenes Bett bringen, er gönnte sich einen Teppich, er leistete sich feine Bettwäsche. So lebte er über Jahre in relativem Glück. Eines Tages kamen Menschen an seine Türe. Sie waren vergnügt und winkten ihm zu. Er sah sie, aber er konnte nicht zu ihnen. Am nächsten Tag kamen die gleichen Menschen wieder, waren wiederum ausgesprochen fröhlich und glücklich und winkten. Rainer fragte sich, warum diese Menschen so glücklich waren, und er begann, sich stärker nach der Welt draussen zu sehnen. Rainer zermarterte sich das Gehirn, wie er aus dem Gefängnis fliehen könnte, damit er sich diesen Menschen, die ihn jeden Tag besuchten, anschliessen konnte. Er sah keine Möglichkeit und wollte verzweifeln. Am nächsten Tag stiess einer der Menschen die Gefängnistüre auf. Rainer traute seinen Augen nicht. Das ging so leicht und so einfach, als wäre die Türe nie abgeschlossen gewesen. Er schlüpfe sofort hinaus, und er machte seinem Türöffner heftige Vorwürfe, warum er die Türe nicht schon viel früher geöffnet habe. Der aber staunte nicht schlecht und sagte: «Ich habe mich all die Zeit gewundert, weshalb Du nicht herauskamst, denn die Türe war nie verschlossen.»

Für die Entspannung in diesen vier Tagen genügen in den meisten Fällen die vorgeschlagenen Spaziergänge. Selbstverständlich können Sie sich auf Ihre eigene Art und Weise entspannen, beispielsweise durch ein aktiv betriebenes Hobby. Sollte Ihnen die Entspannung nicht gelingen, oder sollten Sie sich in dieses Thema weiter vertiefen wollen, dann empfehle ich Ihnen ein einfaches Bewegungsprogramm wie z. B. die Fünf «Tibeter». Es ist ganzheitlich, ausgewogen, kostet jeden Tag lediglich etwa 15 Minuten Zeit und schafft einen idealen Ausgleich zum täglichen Berufsstress. Die Fünf «Tibeter» habe ich in zwei Büchern vorgestellt:

- Kurzvorstellung als Stressausgleichsmethode im Buch «Die stressfreie Organisation», das im SmartBooks-Verlag erschien.
- Ausführliche Vorstellung im Buch «Fitness und Entspannung mit den Fünf «Tibetern», das im Integral-Verlag erschien.

Vierter Rückblick und Ausblick

Bleiben Sie nach dem Nachtessen nicht sitzen. Stehen Sie auf, machen Sie einen kurzen Verdauungsspaziergang. Dann kommen Sie zurück, setzen sich an einen Tisch und halten fest, was Sie heute alles erreicht haben:

- ☐ Sie haben sich intensiv mit dem Leben ohne Rauchen auseinandergesetzt. Im Aktivbild haben Sie die Freiheit ausgekostet und Sie haben sich nochmals vergegenwärtigt, wie überaus schmerzhaft Raucherkrankheiten sind.
- ☐ Sie kennen die Zusammenhänge zwischen Zucker und Nervosität.
- ☐ Sie wissen, woher die körperliche Müdigkeit und die geistige Schlaffheit kommen. Das Rauchen hat Ihren Körper zermürbt und Ihren Geist angefressen.
- ☐ Sie haben miterlebt, wie heilend, wohltuend das Arbeiten mit dem Aktivbild ist.
- ☐ Sie haben miterlebt, wie die neuen Gewohnheiten Zitronensaft und Berühren Teil Ihres Lebens geworden sind und wie sie Ihnen geholfen haben, die Gier abzubauen.
- ☐ Sie wissen um die Kraft Ihres Willens.
- ☐ Sie wissen um die Kraft Ihres Unterbewusstseins.
- ☐ Sie sind bereit, mit der alten, mehr als lästigen Gewohnheit Rauchen ein für allemal zu brechen.

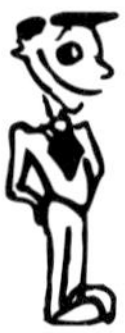

Also, bei mir waren es alle drei Gründe (Geld, Liebe, Gesundheit) zusammen, die mich bewogen, endlich wirklich Schluss mit dem Rauchen zu machen.

Unter uns gesagt, bin ich etwas sparsam. Und das ständige Geldausgeben für die Zigaretten, das hat mich schon gestört. Und gereut.

Zudem habe ich das Rauchen aus Rücksicht auf meine Kinder aufgegeben. Und auch ein wenig aus Rücksicht auf die Kollegen im Büro. Und auch, weil in der U-Bahn, im Flugzeug und in vielen Restaurants nicht mehr geraucht werden darf. Nein, den letzten Grund sage ich nicht. Aber Sie können ihn sich denken, denn ich wollte nicht an Lungenkrebs sterben. Davor hatte ich panische Angst.

Übrigens: Ich kann wieder Treppen steigen und Tennis spielen und dabei normal atmen. Herrlich! Ob ich es geschafft habe? Aber sicher, und zwar auf Anhieb! Ähem, sorry, einen Vorbereitungstag musste ich wiederholen, wie Sie ja wissen. Aber mein Entschluss am Ende der Vorbereitungstage, der war eindeutig, klar, unwiderruflich. Und er hat bis heute gehalten. Ich habe nie mehr auch nur eine einzige Zigarette geraucht.

Heute bin ich der Strahlemann, der Sieger, wie er im Buche steht. Seien Sie ruhig gespannt auf morgen. Auch Sie werden es schaffen. Garantiert!

Wenn ich zurückdenke: Ich war ein eingebildeter, abhängiger Schnösel und fühlte mich gegen aussen cool und lässig mit einem Glimmstengel im Mundwinkel. Aber wenn ich allein war, dann kam die Wahrheit. Am meisten ekelte ich mich vor dem Auswurf, den ich hatte. Das waren vielleicht Anfälle: Über der stinkenden Kloschüssel würgen, husten, hecheln, speien. Und dann? Runterspülen und gleich die nächste Zigarette angezündet. Ja, sie hielt mich in ihren Klauen, diese Sucht. Auch mental, denn ich bildete mir tatsächlich ein, ich wäre der Grösste und ich würde die Zigaretten geniessen. Von wegen! Ein körperlich und geistig verkrüppelter Idiot war ich.

Nein, das darf man ja nicht sagen, hat der Herr Autor gesagt. Also, ich korrigiere mich: Ich war kein Idiot. Aber ich hatte eine überaus idiotische Angewohnheit. Und eine lebensgefährliche dazu.

Und jetzt, sehen Sie mich heute an: Ich bin Sieger! Ich habe zu meinem wirklichen Wesen zurückgefunden. Ich bin Cleany, der freie Saubermann.

Stunde der Wahrheit

Geben Sie sich jetzt am Vorabend der Entscheidung Rechenschaft darüber, ob und inwieweit Sie das Programm wirklich erfüllt haben. Seien Sie bitte ehrlich zu sich selbst. Es macht keinen Sinn, wenn Sie schlecht oder halbherzig vorbereitet in den nächsten Tag gehen. Die Gefahr, dass Sie sich eine Niederlage holen, ist zu gross. Ich habe die Vorbereitungszeit bewusst auf vier Tage beschränkt. Das ist eine sehr kurze Zeit, um Ihren Körper und Ihren Geist von jahre- oder jahrzehntelangen Gewohnheiten soweit zu befreien, dass die definitive Loslösung wirklich gelingt.

Haben Sie andererseits das Programm wirklich wortgetreu durchlaufen oder falls notwendig auch den einen oder anderen Tag wiederholt, dann gratuliere ich Ihnen herzlich: Sie sind auf der Strasse der Sieger. Sie können sich völlig beruhigt schlafen legen und bereits diese Nacht davon träumen, was Sie mit dem ersparten Geld alles kaufen werden. Sie werden das Rauchen weglegen wie ein altes, abgetragenes, unansehnliches Kleid. Sie werden es vergessen und nie mehr daran denken.

Bereiten Sie sich auf den nächsten Tag vor

Auch diesen Abend bereiten Sie das Zitronengetränk vor. Sie sorgen dafür, dass Sie genügend Schlaf haben werden, dass Sie durchschlafen werden und dass Ihre Verdauung normal funktioniert.

7 Die Zeit der Freiheit

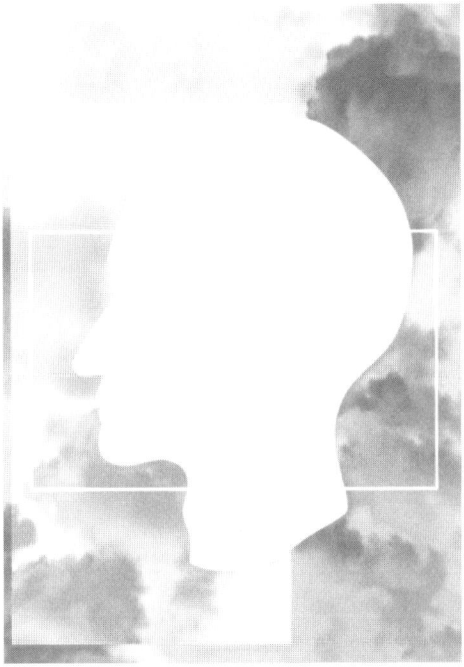

7. Die Zeit der Freiheit

Ausgangslage:

Sie haben die vier Vorbereitungstage geschafft. Heute setzen Sie Ihre Entscheidung in die Tat um.

Der Entscheid
In einem kurzen, aber feierlichen Moment brechen Sie ein für allemal mit Ihrer Sucht. Dieser Bruch ist ein wissentlich und willentlich wohldurchdachter und gut vorbereiteter Schritt.

Unterstützung
Sie machen sich klar, dass Sie, obwohl gut vorbereitet, Gefahren ausgesetzt sind. Deshalb bleiben Sie nicht sitzen, sondern werden aktiv, indem Sie alles, was Sie an die alte Gewohnheit erinnert, vernichten, waschen, reinigen, vergessen, überwinden.

Sie bleiben Sieger
Verführungen und Verniedlichungen wie «Gelegenheitsraucher» oder «einmal ist keinmal» warten auch auf Sie. Dank guter Vorbereitung haben Sie gelernt, darauf adäquat zu antworten und so die Gefahr zu vermeiden oder zu überwinden. Sie sind und bleiben siegreich. Geniessen Sie Ihr Leben!

7.1 Ich bin ein eingefleischter Nichtraucher/Ich bin ein Rauchloser

Wenn Sie die vier Übungstage wörtlich erfüllt haben, dann hat Ihr Körper soviel Giftstoffe ausgeschieden, dass die rein körperlichen Entzugserscheinungen minimal sein werden.

Sie haben zudem Ihren Willen gestärkt, und Sie haben sich ein für allemal unter wohlweislichem Abwägen aller Aspekte entschieden, das Rauchen aufzugeben.

Sie haben die Wahrheit erkannt, und Sie haben den gehirnwäscheähnlichen Psychoterror geknackt und übersteuert, d. h. Sie haben Ihr Unterbewusstsein sorgfältig auf das Nichtrauchen vorbereitet. An sich könnten Sie jetzt einfach zur Tagesordnung übergehen, denn Sie haben vermutlich ohne grosse Anstrengungen und ohne Belastung begonnen, weniger zu rauchen. Daraus zu schliessen, dass es jetzt immer weniger wird und schliesslich aufhört, wäre allerdings falsch. So lange, wie neues Gift zugeführt wird, so lange wütet das kleine Ungeheuer in Ihnen.

Sie haben vier Tage lang alles so vorbereitet, dass Sie jetzt einen klaren, endgültigen Entscheid fällen können. Diesen wichtigen und entscheidenden, bewussten Schritt tun Sie jetzt. Damit setzen Sie um, was im Aktivbild steht, nämlich, **dass Sie Nichtraucher (ein Rauchloser) sind.**

Wenn Sie die vier Tage programmgemäss abgewickelt haben, dann ist heute Samstag, also ein freier Tag. Stehen Sie auch heute früh auf und spulen Sie das gewohnte Morgenprogramm, begonnen mit sofortigem Aufstehen, durchatmen, Aktivbild, trinken usw. ungekürzt durch, und zwar nach dem bekannten Ablauf:

- ☐ Sofort aufstehen
- ☐ Ein Glas lauwarmes Wasser trinken
- ☐ Ein Glas Zitronensaft trinken
- ☐ Zur Toilette gehen
- ☐ Frühstücken: Früchte oder frischer Fruchtsaft
- ☐ Vitamine zu sich nehmen
- ☐ Tüchtig durchatmen an der frischen Luft
- ☐ Duschen/waschen und sich danach definitiv aufwecken durch kaltes Abwaschen. Auch heute sollte das kalte Waschen mit einem Waschlappen zum festen Ritual gehören.
- ☐ Das Aktivbild intensiv lesen, studieren, meditieren

Sobald Sie vollständig wach und fit sind, setzen Sie sich mit ihrem Aktivbild an einen Tisch. Wenn Sie jetzt noch Zigaretten, Zündhölzer und Feuerzeug haben, dann sammeln Sie alles ein und nehmen Sie es mit an den Tisch. Gestalten Sie nun einen kleinen feierlichen Moment, in dem Sie definitiv mit der Gewohnheit zu rauchen brechen.

Zünden Sie eine Kerze an und gestalten Sie einen feierlichen Moment.

Gehen Sie wie folgt vor:
Nehmen Sie die Zigaretten, sehen Sie sie noch einmal an und übertragen noch einmal all Ihren Ekel und Hass auf diese Instrumente Ihrer Gefangenschaft. Nehmen Sie das Aktivbild zur Hand und lesen Sie:
«Ich hasse Tabak in jeder Form (Zigaretten, Zigarren, Pfeife) wie die Pest. Der blosse Gedanke an das Rauchen macht mich krank, ekelt mich. Mir wird speiübel. Ich verabscheue den Qualm, den Gestank, den Dreck, die Abhängigkeit.»

Nehmen Sie alles, was vom Rauchen übrig ist oder an das Rauchen erinnert, und vernichten Sie es. Tun Sie das so gründlich wie möglich. Tun Sie es im Zorn und aus tiefster Überzeugung. Werfen Sie den ganzen Abschaum in den Kehricht.

Dann setzen Sie sich wieder an den Tisch und lesen das Aktivbild weiter:
«Diese ekelhafte, teure und gesundheitszerstörende Sucht habe ich definitiv überwunden. Sie ist abgestreifte Vergangenheit ohne jegliche Bedenken, ohne Reue, ohne Angst, ohne Verlust. Sie gehörte nie in mein Leben. Sie war nie Teil meines wirklichen Wesens. Sie ist vorbei, vergessen. Ich bin frei und ich fühle mich absolut wohl.»

Verweilen Sie bei diesen Gedanken. Dann sagen Sie zu sich selbst mehrere Male, was im Aktivbild steht, nämlich:
«Ich bin ein eingefleischter Nichtraucher. Ich bin ein Rauchloser.
Das ist mein Wesen, meine Natur.»

Bestätigen Sie diesen Satz dreimal, indem Sie wiederholen:
«Ja, ich bin ein Rauchloser. Definitiv. Hier und heute.
Für den Rest meines Lebens»
«Ja, ich bin ein Rauchloser. Definitiv. Hier und heute.
Für den Rest meines Lebens.»
«Ja, ich bin ein Rauchloser. Definitiv. Hier und heute.
Für den Rest meines Lebens.»

Stehen Sie jetzt auf, öffnen Sie das Fenster und atmen Sie tief und regelmässig. Dabei wiederholen Sie bei jedem Atemzug:
«Ich bin frei und fühle mich absolut wohl. Mir fehlt absolut nichts, ich habe ganz im Gegenteil viel dazugewonnen, nämlich Gesundheit und Freiheit.»
«Ich bin frei und fühle mich absolut wohl. Mir fehlt absolut nichts, ich habe ganz im Gegenteil viel dazugewonnen, nämlich Gesundheit und Freiheit.»
«Ich bin frei und fühle mich absolut wohl. Mir fehlt absolut nichts, ich habe ganz im Gegenteil viel dazugewonnen, nämlich Gesundheit und Freiheit.»

Halten Sie diesen Moment in Ihrem Gedächtnis fest. Sehen Sie in die Kerze und nehmen Sie diesen Satz als feierliches Versprechen sich selbst gegenüber. Schliessen Sie jetzt mit sich selbst einen Lebenspakt ab. Notieren Sie darin die Gründe Ihres Entschlusses, z. B.

- weil Sie es sich wert sind,
- aus Rücksicht auf Ihre Kinder, Ihren Partner, die Umwelt…,
- weil Sie ein freies, unbeschwertes Leben in Gesundheit leben möchten,
- weil Sie das Geld der Zigaretten für sinnvollere Dinge ausgeben möchten usw.

Mein Lebenspakt

Ich habe heute, den ____________________ nach reiflicher Überlegung und guter Vorbereitung mit der Sucht zu rauchen definitiv gebrochen, und zwar aus folgenden Gründen:

1. ____

2. ____

3. ____

4. ____

5. ____

Ich bin befreit. Ein Rauchloser zu sein ist mein eigentliches Wesen. Ich bin frei. Ein für allemal.

Ort, Datum   Unterschrift:

____________________   ____________________

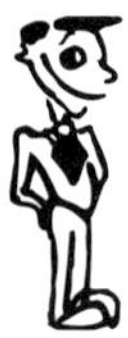

Ich erinnere mich gerne an den Moment des definitiven Bruches zurück. An diesem Tag begann für mich ein neuer Lebensabschnitt. Ich habe es bis heute nie bereut und habe nie mehr auch nur eine einzige Zigarette angefasst. Ich bin geheilt für den Rest meines Lebens und fühle mich super!

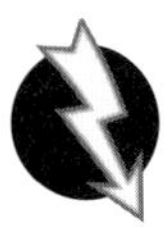

Welchen Merksatz haben Sie in Kapitel 6.3 gewählt?

- Ich bin frei
- Das Rauchen hasse ich, das Rauchen lasse ich
- Juchhee, ich bin eingefleischter Nichtraucher
- Juchhee, ich bin ein eingefleischter Rauchloser

Was Sie damals spielerisch eingeübt haben, gilt jetzt ernst. **Ihr Merksatz ist Ihr Schutzschild. Ihn denken Sie ununterbrochen.** Üben Sie so lange, bis dieser Satz bei jeder Anfechtung, bei jedem Gedanken an das Rauchen ganz automatisch auftaucht und alle anderen Gedanken übersteuert. So erreichen Sie Immunität. Und so wandelt sich das Aufhören vom Krampf zum Spiel – zu einem Spiel, in dem Sie von allem Anfang an als lächelnder Sieger auftreten. Reagieren Sie beispielsweise so:

Die innere Stimme der Anfechtung	**Ihre Antwort**
Wenn ich aufhöre zu rauchen, werde ich nervös	Ich bin bereits supernervös. Wenn ich aufhöre, bin ich meine Nervosität los, denn mein Nervenkostüm wird gestärkt.
Wenn ich aufhöre zu rauchen, werde ich dick	Zigaretten sind ein gesundheitszerstörendes «Schlankheits»-Mittel. Sie mergeln meinen Körper so aus, dass ich schliesslich nur noch ein Skelett bin. Durch artgerechte Ernährung wie Früchte, Gemüse, Salate nehme ich kein Gramm zu.
Das Aufgeben ist zu schwierig für mich	Ich bin optimal vorbereitet. Ich bin frei. Ich bin frei.
Rauchen ist eine Gewohnheit, die ich nicht loswerde	Ich bin optimal vorbereitet. Ich bin frei. Ich bin frei.

Die innere Stimme der Anfechtung	Ihre Antwort
Gerade jetzt ist nicht der richtige Zeitpunkt	Wenn nicht jetzt, wann dann? Jetzt bin ich vorbereitet. Ich tue den Schritt heute.
Ich denke, mir fehlt die notwendige Willensstärke	Der Wille ist gut, aber nicht immer ausschlaggebend. Das Vertrauen auf die solide Vorbereitung, die Vernunft jetzt zu handeln, die Sicherheit durch die Stärkung des inneren Menschen, die Liebe zu mir selbst, die Aussicht auf den Gesundheitsgewinn machen mich zum Sieger. Ich bin ein Rauchloser. Ich bin frei.

Wie die Anfechtung auch lautet, Sie haben Ihre Antwort sofort bereit. Sie steigt quasi automatisch auf und übersteuert alles andere vollständig.

7.2 Hier und heute

Machen Sie nicht den Fehler, den Entschluss, das Rauchen aufzugeben, auf später zu verschieben. Sie haben das ganze Programm der Vorbereitungstage abgespult und haben jetzt ideale Voraussetzungen geschaffen, damit Ihnen das Aufgeben leicht fällt. Tun Sie es jetzt! Jetzt sind Ihr Geist und Ihr Körper optimal darauf vorbereitet. Sollten Sie den Entschluss noch nicht gefasst haben, dann kehren Sie jetzt zurück zu Abschnitt 7.1.

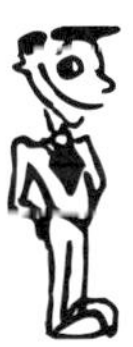

Seien Sie kein Frosch. Stehen Sie auf, suchen Sie alles Raucherzeug zusammen und machen Sie damit, was der Herr Autor weiter oben beschrieben hat! Nur Mut: Ich habe es geschafft, also schaffen Sie es auch! Wissen Sie was? Freuen Sie sich! Das Land der Freiheit ist phantastisch! Kommen Sie, Sie werden es geniessen! Ehrenwort!

7.3 Entzugserscheinungen

Sie werden feststellen, dass Sie, obwohl Sie ab sofort keine einzige Zigarette mehr rauchen, so gut wie keine Entzugserscheinungen haben werden. Die körperliche Abhängigkeit ist durch den Zitronensaft zum wesentlichsten Teil ausgeschwemmt worden. Damit sich Ihr Organismus vollständig erholen kann, empfehle ich Ihnen, den Zitronensaft noch während dreier Wochen weiter jeden Tag zu trinken. Sie können die Menge nach einer Woche auf einen Liter reduzieren. Auch wenn Sie nichts mehr spüren sollten, machen Sie nicht den Fehler, das Getränk vorzeitig abzusetzen. Geben Sie Ihrem Körper genügend Zeit, sich vollständig zu entschlacken!

Das Zitronengetränk können Sie später, wenn Sie möchten, als Entschlackungskur verwenden, beispielsweise jedes Frühjahr und jeden Herbst während zweier Wochen.

Es versteht sich von selbst, dass Sie nun, als frischgebackener Rauchloser, Ihr Essen sorgfältig wählen. Zwar sind die Vorbereitungstage mit all den Vorschriften vorüber, trotzdem meiden Sie in den ersten Tagen übermässigen Alkoholgenuss, fettige, schwere Speisen und Kaffeeorgien. So erleichtern Sie sich selbst das Durchhalten.

7.4 Bleiben Sie wachsam!

Der Entzug ist nicht so sehr ein physisches, sondern ein psychisches Problem. Auf der körperlichen Ebene lässt sich das Problem mit Entschlackungsmassnahmen leicht lösen. Ihre Gedanken allerdings benötigen eine bewusste, genaue und sehr enge Kontrolle. Hier ist die Gefahr eines Rückfalles erheblich grösser.

Das Berühren und das tiefe Atemholen haben Sie so eingeübt, dass es mühelos oder sogar automatisch abläuft. Das behalten Sie natürlich bei, es kostet ja nun keinen zusätzlichen Aufwand mehr. Das Aktivbild ist Ihnen so in Fleisch und Blut übergegangen, dass Ihre Gedanken ganz automatisch in diesen Bahnen gehalten werden. Setzen Sie das Aktivbild fallweise ein, immer dann, wenn eine Gefahr auftaucht oder wenn Sie sich auf eine bestimmte Situation vorbereiten müssen. Die Kombination aus Aktivbild, Berühren und Atemholen bildet einen wirksamen Schutz vor Rückfällen. Diese Gefahr ist, wie Sie wissen, in den ersten drei Wochen am stärksten. Arbeiten Sie deshalb in dieser Zeit wirklich konsequent. Jedes einzelne Mal, wenn ein Gedanke an das Rauchen aufkommt, läuft bei Ihnen ganz automatisch immer der gleiche, eingeübte Mechanismus ab:

1. **Atemholen:** Sie führen dem Organismus neuen Sauerstoff zu, damit die Gehirnzellen gut durchblutet werden und sie klar denken können.

2. **Aktivbild lesen:** Sie hassen die Abhängigkeit, die Zigaretten ekeln sie an, Ihnen wird speiübel beim Gedanken an Rauch und Sie sehnen sich nach Freiheit. Sie sind und bleiben frei und lassen sich nicht wieder einfangen. Sie sind ein eingefleischter Rauchloser.

3. **Berühren:** Sie tun sich bewusst etwas Gutes und werden nie mehr zulassen, dass Zigaretten Ihr Leben zerstören.

Je mehr Zeit vergeht, um so natürlicher und geläufiger werden Ihnen diese Aktivitäten. Das Aktivbild löst beim blossen Anblick oder auch nur beim Gedanken daran, sozusagen auf ein Fingerschnippen, das Gefühl von Ekel gegen die Zigaretten aus. Gleichzeitig können Sie tief und befreit durchatmen, denn Sie sind ein Rauchloser. Nichtraucher, das ist Ihr Wesen, Ihre Natur.

Behalten Sie alle diese Gewohnheiten so lange bei, bis sie wirklich in Fleisch und Blut übergegangen sind. Bei jedem einzelnen Gedanken an das Rauchen laufen in Ihrem Kopf immer diese gleichen Gedanken ab. Alle anderen Gedanken werden rigoros und stur weggewiesen und übersteuert. Was auch immer kommt, welche Werbung Sie auch sehen, was Sie auch hören, wie oft Sie auch passiv mitrauchen müssen, durch wen Sie auch in Versuchung geführt werden: Ihre Gedanken, Ihr Aktivbild, Ihr Leben, das ist die Wahrheit!

Bleiben Sie stur bei Ihrer Wahrheit. Immer wieder.

Machen Sie es wie die Krieger vergangener Zeiten: Gegen gefährliche Pfeile haben sie sich mit Schutzschildern geschützt. Die Pfeile sind an diesen Schildern abgeprallt. Genau gleich handeln auch Sie: Bei allem, was auch nur entfernt an das Rauchen erinnert, zücken Sie Ihren Schutzschild – das Aktivbild. Lassen Sie nie, unter keinen Umständen, nicht am Tag, nicht in der Nacht, einen anderen Gedanken zu. Geben Sie sich keine Blösse. Der Feind lauert überall, tragen Sie Ihren Schutzschild ständig bei sich.

Machen Sie sich bitte eines klar: Der Krieg, den es zu gewinnen gilt, findet in Ihrem Kopf statt. Sie sind bestens ausgerüstet, diesen Krieg zu gewinnen. Alles, was Sie tun müssen, ist, auf der Lauer zu liegen, die Angriffe zu erkennen und sie mit Ihren Waffen abzuwehren. Ihre stärkste Waffe ist das Aktivbild. Angriffe können in Form von Worten, Bildern, Gerüchen, Gefühlen, Emotionen, Anregungen, Wünschen, Verführungen, Überzeugungen, Lügen, Werbung usw. auf Sie einstürmen. Bleiben Sie also 24 Stunden jeden Tag auf der Hut. Sie sind mit hervorragenden Waffen ausgerüstet. Sie haben einen taktischen Lehrgang im Umgang mit all diesen Angriffen hinter sich, und Sie sind bestens ausgerüstet, Sieger zu bleiben. Sie sind ein Sieger! Jetzt ist die Zeit gekommen, das auch in die Realität umzusetzen. Wichtig ist, dass Sie die Angriffe erkennen und sofort abwehren. Jeden einzelnen davon.

Der Krieg findet in Ihrem Kopf statt. Sie können ihn ohne weiteres gewinnen, denn Sie sind bestens ausgerüstet dazu. Sie können als lächelnder Sieger hervorgehen. Tun Sie es.

Beispiel

Peter berichtete mir, dass er kurz nach seinem Entschluss, das Rauchen aufzugeben, auf eine Party geriet. Vor dem Besuch vertiefte er sich in das Aktivbild. Er sagte wörtlich: «Der Rauch der Zigaretten löste bei mir augenblicklich ein sehr unangenehmes Gefühl aus. Ich musste unweigerlich husten und würgen. Wie ein Film lief bei mir das Aktivbild vor meinem inneren Auge ab: Rauchen ist eklig. Mir wird speiübel davon. Ich bin frei, befreit. Ich bin ein eingefleischter Rauchloser. Ich bin heilfroh, dass ich es bin. In Sekundenbruchteilen hatte ich Bilder von früher vor mir: Raucherhusten, panische Angst vor Krebs, Schlappheit und vernebelter Verstand.»

Was er hier nur wieder alles hinschreibt, der Autor... Dabei ist es so einfach. Man hört auf damit. Basta. Ich jedenfalls hatte keinerlei Probleme. Der Körper war ja gereinigt und ich war gründlich geheilt von diesem fürchterlichen Kraut. Ich war nachgerade froh, dass ich endlich aufhören durfte. Ich hasste diese vermaledeite Pest. Und wie ich die hasse! Ich jauchzte: Juchhee, ich bin endlich Nichtraucher! Ich bin endlich ein Rauchloser!

Wie heisst Ihre Wahrheit?

- Ich bin frei
- Das Rauchen hasse ich, das Rauchen lasse ich
- Juchhee, ich bin eingefleischter Nichtraucher
- Juchhee, ich bin ein eingefleischter Rauchloser

7.5 Gehen Sie noch einen Schritt weiter

Sie können sich viel Anfechtung und viele Kämpfe ersparen, wenn Sie möglichst alles, was Sie an die alte Gewohnheit erinnert, über Bord werfen. Die Zigaretten und Feuerzeuge haben Sie ja bereits vernichtet. Trotzdem gibt es in Ihrer Wohnung wohl noch vieles, was zur alten Gewohnheit gehört, so insbesondere wohl der miefige Geruch aus Kleidern, Polstern, Vorhängen und Teppichen. Waschen Sie Ihre Kleider oder bringen Sie sie in die Reinigung. Nehmen Sie sich Ihre Handtaschen vor und säubern Sie sie gründlich. Holen Sie die Vorhänge herunter und waschen Sie sie. Schamponieren Sie den Teppich. Reinigen Sie Ihre Wohnung oder Ihr Haus so gut und so gründlich als irgend möglich. Vertreiben Sie den schalen Geruch von Zigaretten ein für alle Male. Schaffen Sie sich ein wohnliches, sauberes Zuhause. Gestalten Sie eine Umgebung, in der Sie sich gerne aufhalten; einen Ort der Geborgenheit, Sicherheit und des Wohlfühlens.

In diesem Zusammenhang: Wie wäre es beispielsweise mit einer neuen Polstergruppe? Sie sparen ja ab sofort viel Geld, indem Sie keine Raucherwaren mehr kaufen.

Wenn Sie meinem Zeitplan gefolgt sind, dann ist heute Samstag – Sie haben somit Zeit. Sie haben mit der Sucht definitiv gebrochen. Setzen Sie jetzt Zeichen. Sie haben vier Tage lang das Aktivbild gelesen, waren sozusagen auf dem Sprung. Jetzt ist der Zeitpunkt des Handelns gekommen. Werden Sie aktiv. Alles, was Sie an Ihre unselige Gewohnheit erinnert, muss vernichtet, gereinigt, neutralisiert, umgedreht werden.

Sie haben ein neues Leben begonnen. Werfen Sie das alte endgültig auf den Kehricht. Gehen Sie konsequent, rigoros und stur vor.

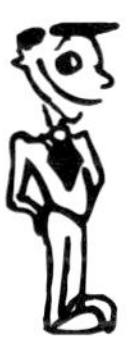

Möchten Sie wissen, was ich getan habe? Ich habe meine Wohnung umfassend entrümpelt. Und dann zog ich los, um mich neu einzurichten. Ich dachte: Wenn schon, denn schon. Es hat mir viel Spass ‚gemacht und freut mich auch heute noch, denn zu den neuen Möbeln trage ich Sorge. Mir kam nie mehr auch nur eine einzige Zigarette ins Haus.

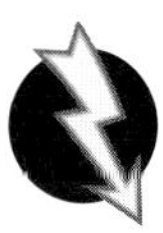

Sie sind dabei, viel Geld zu sparen. Gönnen Sie sich etwas: ein sauberes Heim, eine neue Einrichtung, ein wohnliches Zuhause.

7.6 Bleiben Sie konsequent

Ihr Motto lautet: Keine einzige Zigarette mehr. Nie mehr. Kein Stück. Ganz konsequent. Sie wissen, dass eine einzige Zigarette genügt, um die Gier wieder aufleben zu lassen.

Sie haben erkannt wie schädlich, teuer und umständlich die Gewohnheit des Rauchens ist. Gehen Sie nicht zurück in diese Gefangenschaft. Bleiben Sie frei. Bestimmen Sie selbst über Ihr Leben. Verbitten Sie sich ein für allemal – und zwar aufs schärfste – jede Einmischung in Ihre Privatsphäre.

Machen Sie sich unmissverständlich klar, dass es bei Nikotin kein Ausprobieren gibt. Sobald Sie auch nur eine einzige Zigarette anzünden, sind Sie wieder ein Gefangener.

Nehmen Sie sich insbesondere in Acht vor den aufgestellten Fallen. Sie heissen Gelegenheitsraucher, Quartalsraucher oder Abendraucher. Alle diese

Bezeichnungen sind Beschönigungen, um Sie in die Abhängigkeit zurückzulocken. In bezug auf das Rauchen gibt es nur zwei Kategorien: Menschen, die rauchen, und solche, die es nicht tun. Ein Raucher ist ein Mensch, der raucht. Ob er das gelegentlich oder abends tut, ist unwichtig. Er tut es und ist damit in den Klauen der Sucht, denn eine einzige Zigarette kann genügen, die Abhängigkeit zu begründen. Ein Nichtraucher/Rauchloser raucht nie. Bei keiner Gelegenheit und keine einzige Zigarette. Auch nicht versuchsweise und auch nicht aus Gefälligkeit. Er lässt es ganz einfach und ist heilfroh, dass er nicht muss.

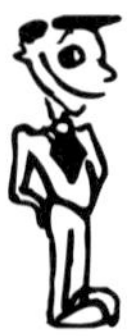

Warum schreibt er das bloss so langatmig? Mir war immer schon sonnenklar: Ein Nichtraucher/Rauchloser raucht nicht. Seine Zigarettenrate steht bei null. Nullkommanull, um ganz genau zu sein.

Viele Raucher, die aufgehört haben, lassen sich zu einer Zigarette verführen, weil sie glauben, dass sie jetzt immun sind oder dass einmal keinmal sei. So rauchen sie dann bei besonderen Gelegenheiten, beispielsweise anlässlich eines Geburtstagsfestes oder einer Klassenzusammenkunft eine Zigarette. Und haben, ehe sie es sich richtig bewusst werden, ein halbes Paket aufgeraucht.

Beim Rauchen gibt es keine Toleranz, keine Gelegenheit, keine Heimlichkeiten. Alle Bezeichnungen wie Gelegenheits- oder Abendraucher sind Verniedlichungen für die Tatsache, dass sie ein Raucherproblem haben. Wenn man es genau betrachtet, sind solche Raucher besonders bedauernswerte Opfer.

Gelegenheitsraucher

Gelegenheitsraucher sind gestresste Menschen, denn sie sind ständig auf der Suche nach der nächsten Gelegenheit, in der sie sich eine anstecken können und dürfen. Sie suchen und finden Ausreden, um ihrer Sucht zu frönen. Sie sind genervt und unglücklich, denn einerseits möchten sie nicht zu den offiziellen Rauchern gehören, andererseits hat die Sucht sie fest in den Klauen. Das Gelegenheitsrauchen ist ein Martyrium.

Abend- oder Morgenraucher

Sie sind ebenso unglücklich, genervt und gestresst wie Gelegenheitsraucher, denn sie bestrafen sich selbst den ganzen Tag lang mit Entzug. Diese Art zu rauchen ist eine moderne Form mittelalterlicher Folter.

Quartalsraucher

Er brüstet sich damit, dass er ohne weiteres mit dem Rauchen aufhören kann. Er hat es auch bereits hundertmal ausprobiert – und auch geschafft. Nur leider ist er jedes einzelne Mal auch wieder rückfällig geworden. Damit er sich selbst trotzdem in die Augen sehen kann, damit er also nicht jede Achtung vor sich selbst verliert, zählt er nicht die Rückfälle, sondern die Siege. Siege sind für ihn jene kurzen Zeitabschnitte ohne Zigaretten.

Typisch am Quartalsraucher ist, dass er die körperlichen Entzugserscheinungen ohne weiteres überwinden kann. Diese in kurzen Abständen auftretende Gier vermag er mit Willensanstrengung zu überwinden. Sie wird rasch geringer und deshalb meint er, einen Sieg errungen zu haben. Da er aber auf der mentalen Ebene nie wirklich mit der Sucht gebrochen hat, bleibt seine Abhängigkeit. Er glaubt der Werbung nach wie vor. Zigaretten sind für ihn immer noch erstrebenswert, weil sie (angeblich!) entspannen, Stress abbauen, das Gefühl von grosser Welt vermitteln usw. Da er diese gedankliche Abhängigkeit nie überwunden hat, sich die Wahrheit nie bewusst gemacht hat und da er die Zusammenhänge und Hintergründe nie wirklich erfasst und durchschaut hat oder sie nicht wahrhaben will, ist es lediglich eine Frage der Zeit oder Gelegenheit, wann er wieder zu rauchen beginnt. Dass er rückfällig werden wird, ist so sicher wie das Amen in der Kirche.

Der Quartalsraucher ist genauso bedauernswert wie ein Mensch, der masslos isst und sich die überflüssigen Pfunde dann in selbstauferlegter Qual und Pein wieder mühsam abhungert.

Der heimliche Raucher

Der heimliche Raucher führt einen Zweifrontenkrieg, den er nie gewinnen kann.

Beispiel

Rainer litt unter erheblicher Atemnot und Raucherhusten. Der Arzt hatte eine Raucherlunge festgestellt und ihm gesagt, dass er sofort aufhören müsse zu rauchen. Seine Frau bedrängte ihn zusehends: «Rainer, Du hast jetzt nur noch vier Jahre bis zu Deinem Ruhestand. Ich möchte, dass wir dann das Leben so richtig geniessen können. Du weisst, was der Arzt gesagt hat. Hör bitte auf zu rauchen. Ich will nicht, dass Du stirbst und nichts mehr hast vom Leben.» Da Rainer das Rauchen nicht lassen konnte, aber auch die Ermahnungen und Vorwürfe seiner Frau nicht ertrug, begann er heimlich zu rauchen. Er versteckte die Sucht zu Hause und auch am Arbeitsplatz. So blieben ihm nur die Arbeitswege, die er morgens und abends über Umwege in verschiedene Kneipen verlängerte. Rainer litt fürchterlich: Entzugserscheinungen während der Nichtraucherphasen, schlechtes Gewissen seiner Frau gegenüber und panische Angst vor dem Erstickungstod.

Kein Mensch kann solche Mehrfrontenkriege auf Dauer aushalten. Sie sind eine Einbahnstrasse Richtung gravierende Krankheit, beispielsweise Krebs.

Rauchen ist ein Entweder–Oder. Davon gibt es keine Ausnahme. Wie heisst Ihre persönliche Wahrheit?

- Ich bin frei
- Das Rauchen hasse ich, das Rauchen lasse ich
- Juchhee, ich bin eingefleischter Nichtraucher
- Juchhee, ich bin ein eingefleischter Rauchloser

Bleiben Sie dabei!

7.7 Meiden Sie Gefahren

Wer sich in Gefahr begibt, kommt darin um.

Kleine Kinder sind zu beneiden, denn sie lernen das Laufen nach der Methode «Try and error». Sie versuchen es so lange, bis sie sicher auf den Beinen stehen und gehen können. Jedes Mal, wenn sie hinfallen, stehen sie auch gleich wieder auf.

Beim Aufgeben des Rauchens gibt es leider keine Versuche, denn jede einzelne Zigarette kann die Abhängigkeit von neuem begründen. Hier gibt es nur das Siegen oder Verlieren. Aus diesem Grunde sollten Sie jede nur denkbare Gefahr konsequent und rigoros meiden, insbesondere während der ersten drei Wochen. Ist diese Phase überwunden und haben Sie gelernt, Ihre Instrumente einzusetzen, den Schutzschild wirklich völlig automatisch hochzuhalten, dann sind Sie so gut wie gefeit gegen jeden Angriff.

Machen Sie es sich noch einmal klar:

- Zigaretten sind giftig, gesundheitsschädigend, eklig und krankheitsfördernd.
- Rauchen kostet eine Menge Geld.
- Raucher werden von der Gesellschaft zusehends geächtet. Sie werden immer mehr zu Menschen zweiter Klasse.
- Rauchen ist eine Sucht, der Sie als Gefangener erliegen, sobald Sie auch nur eine einzige Zigarette anstecken.
- Nichtrauchen ist Freiheit, Gesundheit, Geldersparnis, Vitalität, Kraft, Ruhe, Gelassenheit, gesellschaftliche Achtung, Selbstbewusstsein.
- Kurz: Nicht zu rauchen macht das Leben erst so richtig lebenswert.

Auch Ersatzprodukte sind gefährlich

Meiden Sie auch jetzt jede Art von Ersatzprodukten, insbesondere alle jene, die Nikotin oder nikotinähnliche Substanzen und Zucker enthalten. Sie wissen nun auch, dass Alkohol, Süssigkeiten, Kaffee und schwere Speisen die Lust auf die Zigarette fördern können. In Ihrem eigenen Interesse werden Sie deshalb, zumindest in den ersten drei Wochen, Ihren Speisezettel sorgfältig zusammenstellen. Indem Sie das tun, beugen Sie auch jeder Gewichtszunahme vor, ohne dass es Sie grosse Anstrengung kostet.

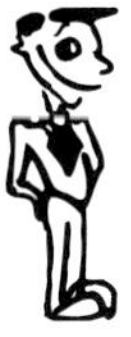

Also, die Gewichtszunahme, die hat mir erhebliche Sorgen gemacht. Ja, ich gebe es ja zu, ich bin etwas eitel. Grosstrommelträger, das wollte ich auf keinen Fall werden. Und die Geschichte mit den Früchten, die habe ich ihm nicht so recht abgenommen, dem Autor. Aber, was soll ich Ihnen sagen, auch in diesem Punkt hat er recht. Ich habe kein Gramm zugenommen – und habe nach wie vor kein Gramm Gewicht zu viel. Ich sagte es Ihnen ja bereits: Ich bin fit und vital. Sie wissen schon: Typ siegreicher Strahlemann.

7.8 So überwinden Sie jedes Verlangen

Jeder Gier, jeder Versuchung nach Zigaretten begegnen Sie immer auf die gleiche Art und Weise:

- Lesen Sie das Aktivbild. Versinken Sie darin. Machen Sie sich klar, wie schädlich das Rauchen ist und wie sehr Sie es hassen. Sehen Sie, wie Sie als Gefangener darunter litten. Sehen Sie jetzt Ihre eigentliche Natur an. Sie sind eingefleischter Rauchloser. Die Sucht hat keine Gewalt mehr. Sie sind frei. Sie sind frei. Sie sind frei. Das denken Sie so lange, bis die Gier abflaut. Ganz stur. Ununterbrochen. Sie schalten Ihren Kopf vollständig aus. Sie bleiben pingelig dabei: *Ich bin frei, ich bin frei, ich bin frei.*

- Trinken Sie Zitronensaft und verbinden Sie damit die gleichen Gedanken: *Ich reinige meinen Körper und meinen Geist. Ich bin frei, die Sucht hat keine Gewalt mehr über mich. Ich bin ein eingefleischter Rauchloser. Ich bin frei. So idiotisch, nochmals zurückzugehen in all den Schmutz, Dreck und Gestank, so idiotisch bin ich nicht.*

- Berühren Sie sich liebevoll und schwören Sie sich, dass Sie zu sich selbst, zu Ihrem Körper Sorge tragen. Nie mehr werden Sie ihm etwas zumuten, das ihn belastet oder zerstört. *Ich liebe mich, ich liebe meinen Körper, ich liebe meinen klaren Kopf.*

Ich bin frei. Die Sucht hat keine Gewalt mehr über mich.
Ich handle nie mehr so idiotisch und kehre zurück in die Gefangenschaft.
Ich liebe mich, ich bin frei. Ich bin ein eingefleischter Rauchloser.

Wie oft haben Sie heute gedacht?

- Ich bin frei
- Das Rauchen hasse ich, das Rauchen lasse ich
- Juchhee, ich bin eingefleischter Nichtraucher
- Juchhee, ich bin ein eingefleischter Rauchloser

7.9 Rückfälle

Ist es Ihnen passiert? Sind Sie rückfällig geworden? Wenn ja, dann sollten Sie möglichst genau analysieren, wann und weshalb Sie wieder zu rauchen begonnen haben.

- Welcher Wochentag war es?
- Welche Uhrzeit?
- Was haben Sie dabei gedacht?
- In welcher Stimmung haben Sie sich befunden?
- Was haben sie unternommen, um der Versuchung zu widerstehen?

Vergleichen Sie das nun mit Ihrem Aktivbild, mit den Ernährungsvorschlägen und machen Sie sich klar, in welchem Punkt Sie zu wenig genau oder konsequent waren. Machen Sie sich auch klar, dass die Redensart «Wer sich in Gefahr begibt, kommt darin um» für Raucher genau stimmt. Vier Tage Vorbereitung ist sehr wenig Zeit, um sich auf einen neuen Lebensabschnitt vorzubereiten. Deshalb sollten Sie möglichst alles meiden, was die Sucht fördert, nämlich insbesondere:

- Vermeiden Sie Orte, an denen geraucht wird oder die nach Rauch riechen.
- Vermeiden Sie Kaffeeorgien, Alkohol, fettreiches Essen.
- Vermeiden Sie Stimmungstiefs.
- Gestatten Sie sich keinen einzigen anderen Gedanken als jene, die im Aktivbild stehen. Bleiben Sie in diesem Punkt besonders stur.
- Vermeiden Sie alte Gewohnheiten wie z. B. das passive Fernsehkonsumieren am Abend.
- Lernen Sie, sich zu entspannen.

Überprüfen Sie nochmals:

- ☐ Hatten Sie den richtigen Zeitpunkt für Ihre Pläne gewählt?
- ☐ Haben Sie das Aktivbild wirklich erstellt und fleissig «gegessen»?
- ☐ Haben Sie den Zitronensaft getrunken?
- ☐ Haben Sie das Berühren und Streicheln eingeübt?

Es genügt nicht, diese Dinge zu lesen oder zu wissen. Rauchen kann man nicht mit reinem Kopfwissen überwinden. Rauchen ist keine rein intellektuelle Sache. Rauchen ist eine ganzheitliche Angelegenheit, in die der Körper und Geist miteinbezogen sind. Der Körper ganz besonders, denn Sie führen jeden Tag Hunderte Male ganz bestimmte Körperbewegungen aus und Sie überschwemmen Ihren Organismus mit Giftstoffen. Zudem meinen Sie, es würde Sie entspannen, es würde Sie vor Gewichtszunahme schützen und es gäbe Ihnen das Gefühl von Sicherheit.

Meine Methode, das Rauchen zu überwinden, ist garantiert erfolgreich, vorausgesetzt, alle Elemente werden buchstabengetreu erfüllt. Wir Menschen sind, leben und handeln immer ganzheitlich. Auch Sie werden Ihre Sucht loswerden, wenn Sie Ihren Körper wirklich entschlacken, Ihren Geist befreien, die Werbung übersteuern und die eingeübten Bewegungsabläufe abwandeln.

Rauchen ist ein Psychogefängnis. Ihr Denken ist völlig korrumpiert. Sie sind umgedreht worden. Das müssen Sie erkennen, übersteuern und durch die Wahrheit ersetzen. Wenn Sie das nicht einüben, haben Sie wenig Chance, den Klauen der Sucht wirklich zu entrinnen.

Für mich war kristallklar, dass ich mich am Riemen reissen musste. Ich war Kettenraucher und stand kurz vor dem Kollaps. Nein, es ging nicht immer reibungslos, das wissen Sie ja aus verschiedenen Kommentaren. Nicht alle Anweisungen des Autors fand ich sinnvoll oder einleuchtend. Aber ich sagte mir: Da hilft nun einmal nichts. Du sitzt tief in der Tinte. Also: Augen zu und durch, und zwar wortwörtlich. Und er hat recht, der Herr Autor. Nach 20mal fünf Minuten Aktivbild kann man gar nicht mehr anders als darin leben. Es ist zur Wahrheit, zur eigenen Natur geworden. Soll ich Ihnen sagen, was ich heute von Zigaretten denke? Auf die Gefahr hin, dass ich Sie schocke, ich sage es Ihnen, wie mir der Schnabel gewachsen ist. Wenn ich irgendwo in den «Genuss» von Rauch komme, dann rebelliert mein Innerstes sofort und ruft aus: «Ich hasse diese verdammten, ekligen, bestialisch stinkenden Glimmstengel wie die Pest. Zigaretten sind Abschaum, der letzte Dreck. Ich jauchze und jubiliere, dass ich frei bin. Ich bin ein eingefleischter Rauchloser, und das bleibe ich, bis ich sterbe.»

7.10 Keine Frage, Sie bleiben Sieger

Sie kennen alle Nachteile des Rauchens bestens, nämlich beispielsweise

- Gesundheitsschäden
- Geldverschwendung
- Umweltzerstörung
- Gesellschaftliche Ächtung usw.

Zwar leben Sie weiterhin in einer Welt, in der viele Lügen über das Rauchen zirkulieren, aber Sie sind ein für allemal gefeit dagegen. Sie kennen die Wahrheit: Vom Rauchen wird Ihnen speiübel. Sie hassen Zigaretten wie die Pest.

Sie wissen, dass Sie nichts Positives, Wertvolles aufgeben müssen, dass Sie nichts verlieren und deshalb auch nichts vermissen werden.

Sie hatten zwar eine zweifelhafte Gewohnheit, aber sie war nie Teil Ihres wirklichen Wesens. Das Rauchen wurde Ihnen aufgezwungen, angelernt und Sie wurden mit viel psychologischen Tricks und mit Hilfe von Nikotin in dieser Abhängigkeit gehalten. Sie sind von Natur aus frei und unbelastet. Zu dieser ursprünglichen Lebensform haben Sie jetzt zurückgefunden.

Sie haben sich gelobt, nie mehr zu rauchen. Sie haben in einem feierlichen Akt alles vernichtet, was von dieser unseligen Gewohnheit übrigblieb. Alle Spuren sind beseitigt. Sie sind frei und Sie werden sich hüten, jemals wieder Zigaretten zu kaufen. Sie hüten sich, auch nur eine einzige Zigarette zu rauchen. Sie werden nie mehr in diese Abhängigkeit zurückgehen.

Sie haben die körperliche Abhängigkeit so gut wie überwunden, denn Sie haben sich gründlich darauf vorbereitet und Ihrem Organismus Gelegenheit gegeben, sich zu entschlacken. Die vor Ihnen liegenden nächsten drei Wochen schaffen Sie mit links. Danach sind Sie so gut wie resistent gegen alle Anfeindungen, insbesondere auch, weil Sie nach wie vor täglich die Wahrheiten Ihres Aktivbildes memorieren.

Sie haben die mentale Abhängigkeit gründlich überwunden, denn Sie haben erkannt, wie eklig, gesundheitsschädigend und teuer rauchen wirklich ist.

Sie geniessen die Freiheit, die Vitalität, den Gesundheitsgewinn, die Geldersparnis, die soziale Achtung, die innere Sicherheit und Ruhe.

Sie sehen sich selbst tief in die Augen und sind stolz auf sich. Sie haben etwas Grosses geschafft. Sie haben einen Sieg über die fürchterliche Sucht errungen. Sie sind ein Siegertyp. Klopfen Sie sich auf die Schulter. Sie sind Sieger!

Stehen Sie auf und rufen Sie laut: *Juchhee, ich bin ein eingefleischter Rauchloser!*

Juchhee, ich bin eingefleischter Rauchloser!

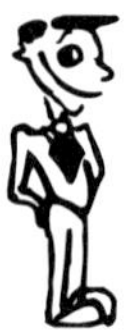

Was soll ich Ihnen sagen: Wer es nicht erlebt hat, kann es schwer nachempfinden. Die Freiheit ist wirklich riesig. Ehrlich! Ich würde sie um keinen Preis der Welt mehr eintauschen oder aufgeben wollen.

Was garantiert Ihren Sieg?

- Ich bin frei
- Das Rauchen hasse ich, das Rauchen lasse ich
- Juchhee, ich bin eingefleischter Nichtraucher
- Juchhee, ich bin ein eingefleischter Rauchloser

8 Geniessen Sie Ihr Leben!

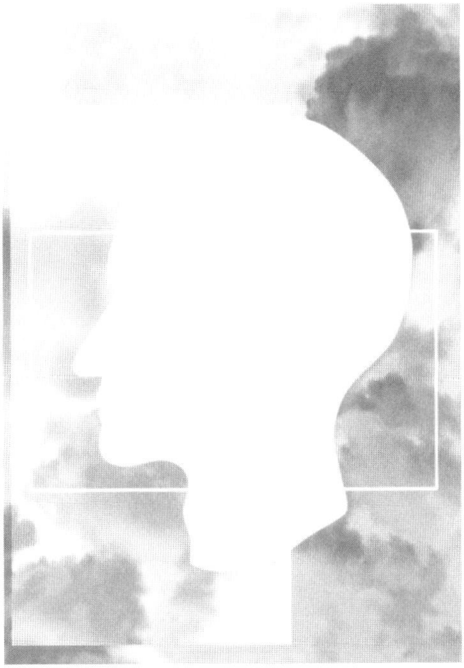

8. Geniessen Sie Ihr Leben!

8.1 Herzliche Gratulation

Herzliche Gratulation! Sie haben etwas Grosses geschafft. Sie haben die Wahrheit über das Rauchen herausgefunden und Sie haben diese zerstörerische Sucht überwunden.

✔ Sie sind ein Rauchloser!
Sie sind frei!

✔ Geniessen Sie
Ihr Leben.

✔ Geniessen Sie ein sauberes,
wohnliches Heim.

✔ Gönnen Sie sich
eine kleine Ferienreise.

✔ Atmen Sie befreit durch, denn Ihre Kleider stinken nicht mehr nach abgestandenem Rauch, Ihre Handtasche ist nicht länger verschmutzt durch Tabakkrümel und Ihr Sakko ist nicht mehr ausgebeult durch den Feueranzünder.

✔ Sie sind
frei!

✔ Jauchzen, frohlocken,
jubeln Sie!

✔ Machen Sie
einen Luftsprung.

✔ Stimmen Sie
ein Freudengeschrei an.

✔ Reiben Sie sich
die Hände.

✔ Strahlen Sie
über das ganze Gesicht.

✔ Rufen Sie immer und immer wieder: Ich bin ein eingefleischter Rauchloser.
Ich bin ein eingefleischter Rauchloser. Ich bin ein eingefleischter Rauchloser.

Bleiben Sie Ihrem Merksatz treu, und zwar so lange, bis er ganz von alleine beginnt, alle anderen Gedanken zu vertreiben. Glauben Sie mir, er wird alle Anfechtungen vollautomatisch übersteuern, und zwar genau so zuverlässig, wie Ihr Organismus früher ohne ihr Wissen und ohne Ihre Zustimmung eine Zigarette angezündet hat. Üben Sie Ihre persönliche Wahrheit so lange, bis Sie automatisch und ohne Anstrengung aufsteigt und Sie rundum schützt.

- Ich bin frei
- Das Rauchen hasse ich, das Rauchen lasse ich
- Juchhee, ich bin eingefleischter Nichtraucher
- Juchhee, ich bin ein eingefleischter Rauchloser

8.2 Helfen Sie Ihren Mitmenschen

Helfen Sie mit, dem Skandal Rauchen ein Ende zu bereiten. Als ehemaliger Raucher können Sie jetzt ermessen, wie zerstörerisch diese Angewohnheit wirklich ist. Ihnen ist klar, wie grausam die Gefangenheit in der Sucht ist.

Machen Sie nicht länger die Faust im Sack. Ist es nicht so, dass Raucher verblendete Gefangene sind? Verdienen Sie nicht unseren Beistand, unsere Hilfe?

Werden Sie aktiv. Helfen Sie all jenen, die weiterhin in Gefangenschaft gehalten werden und leiden. Verschenken Sie beispielsweise dieses Buch als Zeichen des Mitgefühls und aus Hilfsbereitschaft.

Rauchen ist unnatürlich, selbstzerstörerisch, umweltschädlich und sehr teuer. Auch Sie zahlen für die Folgen dieser Sucht. Beispielsweise in Form von ständig steigenden Gesundheitskosten. Würden die Folgeschäden, die auf das Rauchen zurückzuführen sind, wegfallen, würden die Kosten rapide sinken. Sie bezahlen auch Steuern, denn irgendwer muss das durch Millionen von Kippen verunreinigte Wasser entgiften. Sofern und soweit man das überhaupt kann. Und irgendwer muss die Milliarden von Kippen, die täglich auf unseren Strassen, in Parkanlagen und an unseren Stränden landen, aufsammeln, damit wir nicht vollständig im Müll ersticken.

Helfen Sie mit, diesem Skandal ein Ende zu bereiten. In Ihrem eigenen Interesse und im Interesse all jener, die mit viel psychologischem Geschick und mit Milliarden von Werbefranken in ihrem Elend gefangengehalten werden.

Anhang

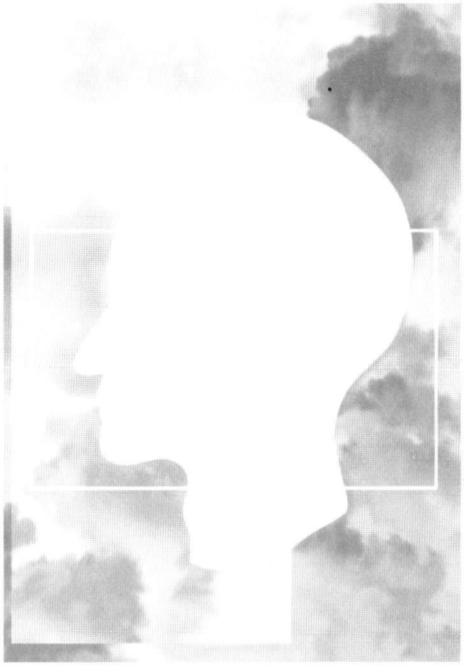

Anhang I

Strichliste zur Selbstkontrolle

Strichliste zur Selbstkontrolle über die Verwendung des eigenen Merkspruches gemäss Kapitel 6.3.

Mein Merkspruch lautet:

Ich habe ihn wie folgt verwendet

Verwendung		Datum/Uhrzeit:
1–10mal	□ □ □ □ □ □ □ □ □ □	____________
11–20mal	□ □ □ □ □ □ □ □ □ □	____________
21–30mal	□ □ □ □ □ □ □ □ □ □	____________
31–40mal	□ □ □ □ □ □ □ □ □ □	____________
41–50mal	□ □ □ □ □ □ □ □ □ □	____________
51–60mal	□ □ □ □ □ □ □ □ □ □	____________
61–70mal	□ □ □ □ □ □ □ □ □ □	____________
71–80mal	□ □ □ □ □ □ □ □ □ □	____________
81–90mal	□ □ □ □ □ □ □ □ □ □	____________
91–100mal	□ □ □ □ □ □ □ □ □ □	____________
101–110mal	□ □ □ □ □ □ □ □ □ □	____________
111–120mal	□ □ □ □ □ □ □ □ □ □	____________
121–130mal	□ □ □ □ □ □ □ □ □ □	____________
131–140mal	□ □ □ □ □ □ □ □ □ □	____________
141–150mal	□ □ □ □ □ □ □ □ □ □	____________

Anhang 2

Mein Lebenspakt

Ich habe heute, den ______________________ nach reiflicher Überlegung und guter Vorbereitung mit der Sucht zu rauchen definitiv gebrochen, und zwar aus folgenden Gründen:

1. ____

2. ____

3. ____

4. ____

5. ____

Ich bin befreit. Ein Rauchloser zu sein ist mein eigentliches Wesen. Ich bin frei. Ein für allemal.

Ort, Datum Unterschrift:

______________________ ______________________

Anhang 3

Adressen, die Ihnen weiterhelfen

Schweiz

Arbeitsgemeinschaft Tabakprävention AT
Effingerstrasse 40
Postfach
3001 Bern
Tel. 031 389 92 46, Fax 031 389 92 60

Schweizerische Krebsliga SKL
Effingerstrasse 40
Postfach
3001 Bern
Tel. 031 389 91 00, Fax 031 389 01 60

Lungenliga Schweiz
Südbahnhofstrasse 14c
Postfach
3000 Bern 17
Tel 031 378 20 50, Fax 031 378 20 51

«Aarau eusi gsund Stadt»
Metzgergasse 2
Postfach
5001 Aarau
Tel. 062 822 32 61, Fax 062 824 20 51

Fachstelle Tabakprävention
c/o Gesundheitsliga Baselland
Rathausstrasse 78
4410 Liestal
Tel. 061 927 92 22, Fax 061 927 91 29

Freiburger Krebsliga
Route des Daillettes 1
1709 Fribourg
Tel. 026 426 02 90

Bündner Krebsliga
Ottostrasse 25
7000 Chur
Tel. 081 252 50 90

Bündner Lungenliga
Grabenstrasse 5
7000 Chur
Tel. 081 252 14 10

Luzerner Lungenliga
Schachenstrasse 9
6030 Ebikon
Tel. 041 429 31 10, Fax 041 429 31 11

Lungenliga und Krebsliga
Dornacherstrasse 33
4500 Solothurn
Tel. 032 622 58 68, Fax 032 621 46 81

Liga für Krebsbekämpfung
Frau Yolanda Paulette Beck
Vordergasse 31/33
8200 Schaffhausen
Tel. 052 624 42 86

Krebsliga St. Gallen–Appenzell
Zürcherstrasse 1
8730 Uznach
Tel. 055 280 45 04

Thurgauische Liga für Lungen- und Langzeitkranke
Rathausstrasse 30
8570 Weinfelden
Tel. 071 622 61 11, Fax 071 622 62 42

Beratungsstelle für Lungenkrankheiten und Tuberkulose
Chamerstrasse 9
6300 Zug
Tel. 041 711 02 47, Fax 041 710 85 20

Krebsliga des Kantons Zug
Poststrasse 18
6300 Zug
Tel. 041 728 35 40

Nicht (mehr) Rauchen!
Arbeitsgemeinschaft Krebsliga und Lungenliga des Kantons Zürich
Klosbachstrasse 2
8032 Zürich
Tel. 01 383 05 07, Fax 01 383 04 90

Liechtenstein

Krebsliga Liechtenstein
Im Malarsch 4
9494 Schaan
Tel. 075 233 18 45

Deutschland

Deutsche Krebsgesellschaft e.V.
Frau Dr. Eva Wagner
Paul-Ehrlich-Str. 41
60596 Frankfurt/Main
Tel. 069 63 00 960, Fax 069 63 00 9666

Krebsverband Baden-Württemberg e.V.
Herr H. Seiter
Adalbert-Stifter-Str. 106
70437 Stuttgart
Tel. 0711 348 2856, Fax 0711 348 4425 91

Bayerische Krebsgesellschaft e.V.
Frau C. Zimmermann
Maistr. 12
80337 München
Tel. 089 53 9525, Fax 089 543 9004

Berliner Krebsgesellschaft e.V.
Frau Dr. B. Frey
Robert-Koch-Platz 7
10115 Berlin
Tel. 030 283 2400, Fax 030 282 4136

Brandenburgische Krebsgesellschaft e.V.
Frau B. Rohne
Heinrich-Mann-Allee 103
14473 Potsdam
Tel. 0331 86 4806, Fax 0331 86 4806

Deutsche Krebsgesellschaft Landesverband Bremen e.V.
Herr W. Krause
Am Schwarzen Meer 101-105
28208 Bremen
Tel. 0421 491 9222, Fax 0421 491 9242

Hamburger Krebsgesellschaft e.V.
Frau D. Kürschner
Martinistr. 40
20251 Hamburg
Tel. 040 460 4222, Fax 040 460 4232

Hessische Krebsgesellschaft e.V.
Frau I. Richter
Heinrich-Heine-Str. 44-46
35039 Marburg
Tel. 06421 63324, Fax 06421 63316

Deutsche Krebsgesellschaft Landesverband Mecklenburg-Vorpommern e.V.
Herr Dr. Mett
Klinik fur Chirurgie
Klinikum Schwerin
Wismarscher Str. 397
19049 Schwerin
Tel. 0385 520 2061, Fax 0385 520 3520

Niedersächsische Krebsgesellschaft e.V.
Herr G. Beyer
Königsstr. 27
30175 Hannover
Tel. 0511 388 5262, Fax 0511 388 5343

Gesellschaft zur Bekämpfung der Krebskrankheiten des Landes NRW e.V.
Herr K. Freiburg
Johannes-Weyer-Str. 1
40225 Düsseldorf
Tel. 0211 33 00 15, Fax 0211 934 88 33

Krebsgesellschaft Rheinland-Pfalz e.V.
Herr W. Neumann
Schlossstr. 8
56058 Koblenz
Tel. 0261 310 47/48, Fax 0261 12209

Landesverband für Krebsbekampfung und Krebsforschung im Saarland e.V.
Prof. Dr. J. Preiss
Caritasklinik St. Theresia
Abt. Klin. Onkologie
Rheinstr. 2
66113 Saarbrücken

Sächsische Krebsgesellschaft e.V.
Herr Dr. W. P. Bonitz
Werdauer Str. 48
08056 Zwickau
Tel. 0375 281403 oder 281405, Fax 0375 281404

Deutsche Krebsgesellschaft Landesverband Sachsen-Anhalt e.V.
Herr Dr. Heindorf
Braunschweiger Bogen 24
06126 Halle
Tel. 0345 668136

Schleswig-Holsteinische Krebsgesellschaft e.V.
Herr K. Diederichs
Flämische Str. 6–10
24103 Kiel
Tel. 0431 96012, Fax 0431 94871

Thüringische Krebsgesellschaft e.V.
Frau B. Möhler
Matthias-Domaschk-Str. 1
07747 Jena
Tel. 03641 336986, Fax 03641 336987

Österreich

Österreichische Krebshilfe
Rennweg 44
1030 Wien
Tel. 01 796 6450, Fax 01 796 64509

Bundesministerium für Gesundheit
Radetzkystrasse 2
1031 Wien
Tel. 01 711 72, Fax 01 711 4830

Literaturverzeichnis

Burroughs Stanley, *Heilung für ein neues Zeitalter,* Edition AUM, München, 4. Auflage, 1994

Cavin Milla, *Atme richtig, werde frei,* Europa Verlag AG, Zürich, 1959

Diamond Marilyn, *Neue Esskultur mit Sonnenkost,* Waldthausen Verlag, Ritterhude, 3. Auflage, 1993

Ehret Arnold, Prof., *Die schleimfreie Heilkost,* Waldthausen Verlag, Ritterhude, 1996

Lanz Arnold H. *Das Schwarz-Weiss-Buch der Mitarbeiter-Motivation,* SmartBooks-Verlag, Kilchberg ZH, 1998

Lanz Arnold H., *Die stressfreie Organisation,* SmartBooks-Verlag, Kilchberg ZH, 1998

Lanz Arnold H., *Erfolg trotz Krise,* Cosmos Verlag, Muri b. Bern, 1988

Lanz Arnold H., *Fitness und Entspannung mit den Fünf «Tibetern»,* Integral Verlag, München, 1998

Leibold Gerhard, *Das moderne Hausbuch der Naturheilkunde,* Buch und Zeit Verlagsgesellschaft mbH, Köln, 1994

Richter Isolde, *Lehrbuch für Heilpraktiker,* Urban & Schwarzenberg, 2. überarbeitete Auflage, München, 1993

Scheufele Margot, *Atemschulung,* Verlagsunion Pabel-Moewig KG, Rastatt, 1994

Wandmaker Helmut, *Rohkost statt Feuerkost,* Goldmann Verlag, München, 1996

A

B

C

D

E

F

G

H

I

J

K

L

M

N

O / P

Q

R

S

T

U

V

W

X / Y / Z